看護学生のための
レポート&実習記録の書き方

編著 百瀬 千尋

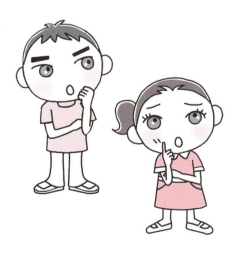
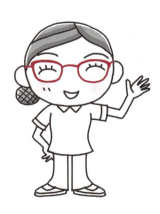

メヂカルフレンド社

・ 編 集 ・

百瀬千尋　　JCHO横浜中央病院附属看護専門学校 副学校長

・ 執 筆（執筆順）・

百瀬千尋　　前掲

福森茂樹　　JCHO東京新宿メディカルセンター附属看護専門学校 専任教員

本田里香　　JCHO東京新宿メディカルセンター附属看護専門学校 専任教員

大澤健司　　JCHO東京山手メディカルセンター附属看護専門学校 専任教員

佐野なつめ　JCHO東京新宿メディカルセンター附属看護専門学校 専任教員

川﨑寛子　　JCHO東京新宿メディカルセンター附属看護専門学校 専任教員

井澤晴美　　佼成看護専門学校 専任教員

飯田真紀　　JCHO東京新宿メディカルセンター附属看護専門学校 専任教員

Message

看護学生のみなさんへ

　皆さんは、"書くこと"は好きですか? 本書を手にしてくださった皆さんのなかには、「看護師になるのに、こんなにたくさんレポートを書く必要があるの?」「記録さえなければ実習は楽しいのに……」と、少し苦手意識をもっている人もいるかもしれません。

　本書の前身である『あなたも書けるパーフェクトレポート』は、レポートや実習記録の書き方について解説した入門書で、2001年の刊行以来、書くことに悩む看護学生の助けとして愛読されてきました。刊行から年月が経ちましたが、この間、メディアはいっそう多様化し、メールやSNSなどで気軽に言葉を交わす機会が増えた一方で、改まって文章を書くことの難易度がなお高まって感じられるようになったためか、多くの看護学生が書くことへの抵抗を感じている印象があります。

　そこで、今回の改訂にあたっては、看護学生にとっての書くことの意義を感じ取ってもらえるよう、また看護の学びを深めるための手段というレポートの本来的な役割を理解してもらえるようにと、全面的に見直しを行い、『看護学生のためのレポート&実習記録の書き方』に改題しました。PART Iでは、書くことのメリットが理解でき、書くために知っておくとよいことをわかりやすく学べます。PART IIでは、課題レポートや実習記録をどのように書き進めればよいのか、領域別に実例を示して具体的に解説しています。

　さて、看護師として働きはじめると、日々看護記録を書くようになります。看護記録は、看護師の思考と行為を示すもので、看護師間で認識を共有するために活用されます。また、医療チームの様々な職種との間でも共有されます。さらには、患者さんの求めに応じて開示する場合もあります。このように、看護師という職業には、常に「書く力」「書くことへの責任」が求められるのです。最近では多くの医療施設で電子カルテが導入されていますが、これは書く必要がなくなったということでは決してなく、方法が入力に変わっただけで、看護師としての責任のもとに記録するということに変わりはありません。

　書くことは、だれにとっても簡単なことではありません。たった数行書くのに何時間もかかることだってあるでしょう。それは、"書く"ということにおいて、文字を記す時間以上に書く内容を考える時間を必要とするからです。頭の中にあることをいったん取り出し、文章として目に見える形に整理していく過程では、考えることが欠かせないのです。すなわち書く力を身につけることは、読む力はもちろん、判断力や論理的思考力などの臨床実践で欠かせない考える力を身につけることにつながります。書く力を向上させるには、とにかく書く経験を積み重ねていくことです。

　レポートや実習記録にとりかかる際には、ぜひ本書を活用していただき、書くことの意義を感じていただけたらうれしく思います。

2015年12月　百瀬 千尋

CONTENTS

PART I 看護学生が "書く" ということ 【百瀬千尋】

1 看護学生が "書く" ことの意義
"書く" ために、意識しておきたいこと 2
  Q1 レポートを、あんなにたくさん書くのはなぜ？

2 書くときのマナーとアドバイス
書けるようになるには、何が大切？ 5
  Q2 書けるようになるために、大切なことは？

3 書くときのルールと具体策
書くために、知っておくべきことは？ 10
  Q3 文章を書くために、必ず知っておくべきルールは？
  Q4 実際には、どうやって書いていけばいいの？
  Q5 感想文のような文章から脱するためには、どうすればいい？

まとめ 実際のレポートをみてみよう！ 23

PART II いろいろなレポート 書き方のポイントと評価の視点

1 基礎看護技術演習記録【百瀬千尋】
  基礎看護技術演習って、どんな演習？ 28
  演習記録の実例と講評 32

2 見学実習記録
  はじめに 書き方のポイント【福森茂樹、本田里香、大澤健司】 54
  ① 外来部門見学実習【福森茂樹】 58
  　外来部門見学実習って、どんな実習？
  　実習記録の実例と講評
  ② 看護補助者業務見学実習【本田里香】 64
  　看護補助者業務見学実習って、どんな実習？
  　実習記録の実例と講評

③ 施設見学実習【大澤健司】 ································· **70**
施設見学実習って、どんな実習?
実習記録の実例と講評

3 **領域別 臨地実習記録**

はじめに **書き方のポイント**【百瀬千尋】 ················· **89**

① **成人看護学実習(慢性期)**【佐野なつめ】 ·············· **92**
成人看護学実習(慢性期)って、どんな実習?
実習記録の実例と講評

② **成人看護学実習(急性期)**【川﨑寛子】 ··············· **108**
成人看護学実習(急性期)って、どんな実習?
実習記録の実例と講評

③ **老年看護学実習**【井澤晴美】 ····················· **122**
老年看護学実習って、どんな実習?
実習記録の実例と講評

④ **小児看護学実習**【本田里香】 ····················· **141**
小児看護学実習って、どんな実習?
実習記録の実例と講評

⑤ **母性看護学実習**【飯田真紀】 ····················· **158**
母性看護学実習って、どんな実習?
実習記録の実例と講評

⑥ **精神看護学実習**【百瀬千尋】 ····················· **178**
精神看護学実習って、どんな実習?
実習記録の実例と講評

4 **統合看護実習記録**【井澤晴美】 ················· **193**
統合看護実習って、どんな実習?
実習記録の実例と講評

参考文献 ····································· **217**

design／石井利香(ワンダフル)
illustration／さとうかおり

本書の使い方
記録の実例の見方

◆ PART Ⅱでは、筆者の学校で使用している記録用紙の枠組みに沿って各実習記録の実例を紹介しています。

◆ 記録の実例の見方は、以下を参照してください。

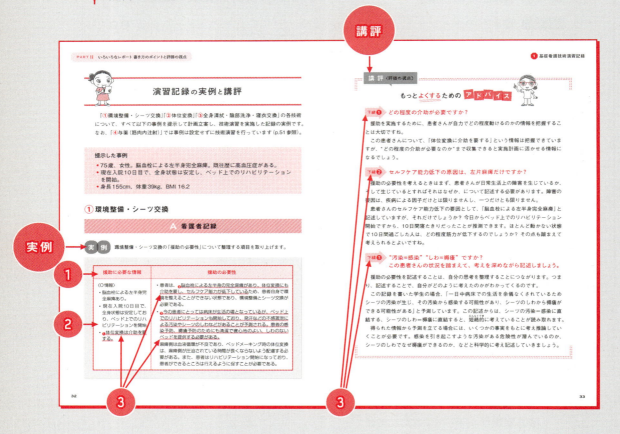

1 実例のなかの色文字は、もともと記録用紙に記載されている内容を示しています。

2 実例のなかの黒文字は、学生が記録として記入した内容を示しています。

3 実例のなかで❶などの番号と一緒に下線が引かれているところ（❶などの番号のみがふられているところもあります）が注目ポイントです。続く「講評〈評価の視点〉」のアドバイスのうち、該当する番号の説明をよく読んで、どのようなところが注目ポイントであるのかを確認しましょう。それぞれの記録のそれぞれの項目において、どのような観点で書けばよいのかが具体的によくわかります。

PART I

看護学生が"書く"ということ

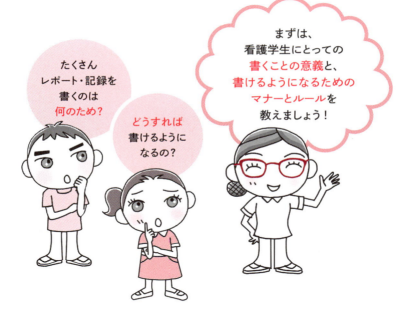

たくさん
レポート・記録を
書くのは
何のため？

どうすれば
書けるように
なるの？

まずは、
看護学生にとっての
書くことの意義と、
書けるようになるための
マナーとルールを
教えましょう！

index

1. 看護学生が"書く"ことの意義　　"書く"ために、意識しておきたいこと
2. 書くときのマナーとアドバイス　　書けるようになるには、何が大切？
3. 書くときのルールと具体策　　書くために、知っておくべきことは？

1

"看護学生が"書く"ことの意義"
"書く"ために、意識しておきたいこと

レポートを書けるようになるための第一歩として、
「レポートを書くということが、看護学生にとって何にどう役立つのか」
について、まずは整理してみたいと思います。

Q1 レポートを、あんなにたくさん書くのはなぜ？

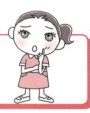

A1 書くことをとおして、**看護師として非常に大切な力が身につくから**です。

「看護師として非常に大切な力」には、次にあげるようなものがあります。

● **看護師として必要な、判断力や問題解決能力、論理的思考力**

　看護師は、患者さんの状況やニーズに合わせ、専門的知識・技術を用いて援助を行います。それには、患者さんの状況を様々な角度から把握し、看護が介入すべき点を見きわめ、必要な援助を判断し、問題解決につなげる力が求められます。つまり、専門職者としての判断力や問題解決能力は、科学的根拠のある適切な看護を行うために欠かせない力です。これらの力は、レポートを書くことでも養われるのです。
　レポートを書くときには、様々な情報を踏まえ、書く内容を固めて文章として組み立てていきます。初めのうちは難しくても、何度も書いていると、書きながら自分の考えを論理立てて整理することができるようになっていくはずです。考えを整理する力は、臨床での判断力、問題解決能力の土台となる欠かせない力といえます。
　また、レポートを書くことで、事実に基づいた客観的な思考ができているか、どの思考過程が不明瞭なのかがわかってきます。こうした気づきによって、さらに考えが深まり、論理的に思考を展開できるようになっていくのです。

1 "書く"ために、意識しておきたいこと

● 専門職として、責任をもって看護記録を書くことができる力

　自分が実施した看護の経過や内容を、看護記録として記述することは、看護師にとって重要な業務の一つです。それには、医療チームの一員として果たすべき責任が伴います。なぜなら、患者さんの個別性に合わせた看護は、どの看護師が実施しても、その質を保ちつつ、かつ継続的に行われなければならないからです。

　また、医療はチームで行いますから、チームの連携をより確かなものとするためにも、看護記録には、看護師が行ったケアの内容を、他職種の人が見ても正しく認識できるように記録しなければなりません。

　看護記録を適切に書くことができるようになるためにも、学生のうちから訓練をしておく必要があるのです。様々なレポートを書く経験を重ねるなかで、読み手に誤解なく伝わるよう言葉を適切に選んだり、それらの言葉を整理しながら文章を組み立てるということが、自然と意識づけられていきます。

● 患者さんに適切に説明することができる力

　インフォームドコンセントという言葉を聞いたことがあると思います。「説明と同意」という意味でしたね。医療や看護を受ける患者さんの権利を守るために、非常に大切なものです。看護師には、説明を受ける患者さんやその家族のアドボケーター（代弁者）となって、自己決定を支えるという重要な役割があります。患者さんや家族の理解の状況・程度に合わせて、適切に説明できることが求められます。

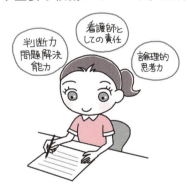

　この場面でもやはり、わかりやすく表現したり、順を追って話を整理するなど、患者さんや家族の理解を助けるためには、看護師自身が論理的な思考ができているかがとても重要になってきます。

A1　2 書くことで、自分自身の理解度や学習課題も明確になってくるからです。

　レポートを書くことで、記述すべき事柄について実はほとんど理解できていなかった、あるいは知識が不足していた、などに気づくこともあるでしょう。つまり、自分自身の学習課題が明確になるのです。

　また教員の側からすると、学生が書いたレポートを読むと、レポートとして課した事柄を学生が理解しているのか、次の学習に進んでも大丈夫なのか、などの確認ができるのです。理解できていないなと判断すれば、その段階の学習を続けたり、別の指導方法を考えたりしています。

PART I 看護学生が"書く"ということ

A1 ほかにも、書くことのメリットはたくさんあるからです！

図 I-1「書くことによって起こるいいこと」を見てください。

このように、レポートを書くことで期待できるメリットは様々です。書くことは決して楽なことではありませんが、たくさんの事柄が身につくことは間違いありません。そう考えると、少し意欲が湧いてきたでしょうか？

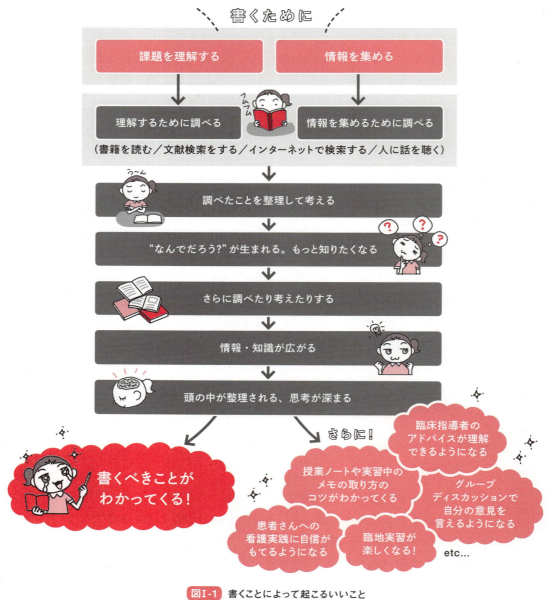

図 I-1　書くことによって起こるいいこと

2

"書くときのマナーとアドバイス"

書けるようになるには、何が大切？

ここでは、常に心がけておきたい、
書けるようになるための大切な心がまえや、
書くときのマナーについてみていきたいと思います。

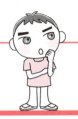

Q2 書けるようになるために、大切なことは？

A2 まずは、**課題の意図や書く目的をよく理解すること**が必要です。

　看護学生が書くレポートには、様々な種類があります（一例を表Ⅰ-1に示しています）。レポートの内容が的はずれになってしまわないように、**どのような目的でそのレポートが課されたのか、何が求められているのか**について、書く前に確認し、きちんと認識するところから始めましょう。

A2 2 課題について**理解するために調べる**。これがとても重要です。

　どの種類のレポートでも、その目的や意義を理解するために、まずはよく調べることから始めましょう。講義レポートの場合は提示されたテーマについて、見学レポートの場合は見学先の施設について、演習記録や臨地実習記録の場合ならば関連する看護技術や受け持ち患者さんの疾病や治療などについて、教科書や参考書などを用いて調べることから始めましょう。
　調べることで、なんとなく知っていたこと、実はよく理解していなかったことなどがはっきりしてくるので、頭の中で散らばっていた知識が整理されるでしょう。そうすると、何を論点にして書こうか、また実際に書くときになって何から書き出

PART I 看護学生が"書く"ということ

表I-1 看護学生が書く主なレポート

種　類	どんなもの？	目的や意義は？
講義レポート	• テーマが与えられ、それに基づいて論述するもの	• テーマを軸として資料や文献を集めて考えをまとめるという経験を通じ、学習を深めることを目的としている。
見学レポート	• 医療施設などで見学したことをまとめるもの	• 実際の現場で体感した事柄を言葉でまとめ整理することで、学習を深めることを目的としている。
学会等参加レポート	• 実習後の発表会や学生学会などに参加して学んだことをまとめるもの	• 他者の発表や自分自身の体験をとおし、それまで自分が学習してきた事柄を振り返ることで、自分の考えや看護観を深めることを目的としている。
演習レポート（演習記録）	• 看護技術の実技演習やグループワークの後に書くレポート	• 演習を振り返るなかで、看護技術の目的、実施する行為の根拠や思考過程、技術の習得度を認識することを目的としている。 • レポートを書くことで、自分自身の現在の課題が明確になるため、次の演習に目的をもって臨むことができるようになる。
臨地実習レポート（実習記録）	• 臨地実習での看護について記録するもの	• 患者さんへの看護についての思考、実践、評価の過程を記録することで、それまで学習してきた知識や技術を統合することを目的としている。 • 実習記録を書くことで、看護行為の意図や根拠がより明確になる。これによって不足していた知識も明確になる。 • 実習記録を書くことで、患者さんの反応や状態の観察がきちんとできていたのか、援助方法が適切であったのかを振り返ることができる。この振り返りを、次の看護に役立てる。
ケーススタディレポート	• 臨地実習での看護体験からテーマを設定し、まとめるもの	• 実習中の自分自身の看護（自分は実習中に、どのような視点に立ち、どのような態度で、どのような考えをもって患者さんと向き合ったのか）を振り返る機会とすることを目的としている。 • 看護に対する思考を広げ、そして深めることができ、専門職者としての看護観を高めることにつながる。
卒業論文	• 自分で設定したテーマや提示されたテーマに従って、論文という形にまとめるもの	• 看護学生としての学びの集大成とすることを目的としている。 • 卒業のための必須要件に定めている学校もある。

※レポートの種類の名称は、学校によって異なる場合もあります。

6

したらわかりやすいか、レポートの大枠を組み立てやすくなるはずです。

　調べるときのポイントは、自分の理解度に合った書籍などの文献を探すことです。いきなり難しくて分厚い医学書などをあたる必要はありません。まずは、自分にとってわかりやすく書かれているものを選んで大枠をとらえ、そのなかで"これはどういう意味だろう？"と疑問を抱いたり興味をもったことについて、少しずつ掘り下げていくイメージです。これを繰り返すことで徐々に知識・理解を深めていけるよう、習慣づけられるといいですね。

　図書館の検索システムを活用していくつかの文献を集めたり、論文検索のシステムを活用したり、おすすめの書籍を教員や友人に尋ねてみることもいいでしょう。自分なりの調べ方、知識・理解の深め方を探ってみましょう。

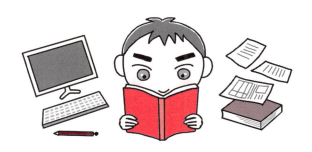

A2 3 そして、必ず読む人のことを考えて書くように心がけましょう。

● **自分の"当たり前"は、必ずしも読み手にとっての"当たり前"ではない。**

　たとえば、自分の体験や考えを他者に伝えるレポートでは、読み手は当事者ではないわけですから、自分にとって当たり前にわかることも、読み手にとってはわからなくて当然なのです。ですから、読み手に誤解のないよう、自分の意図したとおりに読んでもらえるような配慮が必要です。

　"説明を少し詳しくしなければ伝わらないかな""誤解を招く書き方になっていないかな"と、常に意識するようにしましょう。

● **読み手が読む気をなくすような印象を与えていないか？**

　WordやExcelなどのソフトを活用してレポートを書くことにしている学校も多いかもしれませんが、パソコンを使う場合も手書きの場合も、見た目に読みやすく、きれいに整えることが大切です。

ダラダラとまとまりのない文章を書いていたり、指定の文字数から極端に多いあるいは少ない分量で書いていたりと、読む側の気力を削ぐようなことはぜひとも避けてほしいのです。改行によって段落分けをする、見出しをつけるなど、工夫しだいで格段に読みやすくなるものです（文章を書くときの基本的なルールは、p.10から詳しく説明していますので、自信がない人は参考にしてみてください）。

また、誤字・脱字のないよう気をつけること、手書きの場合には文字をていねいに書くことも、言うまでもなく非常に大事ですね。

A2 ▸4 書くことに責任をもつこと。倫理面の配慮を怠ってはいけません。

● 自分の言葉で書くこと。丸写し（コピペ）は絶対にNG！

レポートを書くために、資料や文献を参考にすることは非常に重要です。ただし、資料や文献を活用することは、丸写しすること（コピー＆ペースト＝コピペ）では決してありません。丸写しは絶対にしてはなりません。倫理的に問題があることはよく承知していると思いますが、何よりも、自分が理解もしていないものを丸写ししてレポートにしても、まったく意味はなく、決して許されることではありません。不誠実な姿勢は、看護師としての適性がないとみなされます。

● 他者への敬意を忘れない。

自分自身がどのような立場にあるのか、ということを念頭において書く必要があります。

たとえば、患者さんへの援助について記録する場合、「〜してあげる」「〜させる」といった表現は、相手を尊重する姿勢を欠いていると認識され、さらにはそれが書き手自身の看護観として受け取られてしまうこともあり得ます。患者さんが医療の主体である、ということを踏まえていれば、「患者が〜できるよう援助する／支援する／促す」などといった表現が適切であることがわかりますね。ふだんから、自分がかかわるすべての人に対しての敬意を忘れずにいたいものです。

▸5 だれにとっても、書くことは決して簡単ではないと心得てください。

● 文字のみで正確に表現することは、とても難しい。

会話によって言葉を伝える際には、表情や声の調子、雰囲気など、言葉以外の手段が伝達の助けとなります。しかし書いて伝えるとなると、文字のみに頼るしかなくなります。

2 書けるようになるには、何が大切?

　皆さんは、文字だけだと、感情や温度のようなものを伝えにくいな、と感じたことはないでしょうか？　たとえばメールを送るときには、"文字だけでは何となくそっけないな"と感じたり、誤解させてしまわないようにと、絵文字などを織り交ぜることがあると思います。けれどもちろん、レポートに絵文字などは使えませんから、やはり文字だけで表現しなくてはなりません。

　文字だけで誤解のないよう正確に書くことは、だれにとっても困難なのです。このことを頭の片隅においておくと、少し気持ちがほぐれるかもしれません。

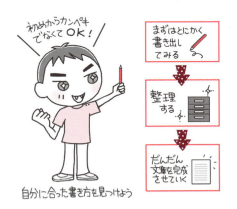

🌸 書けるところから書けばいい。自分なりの書くスタイルを探りましょう。

　いつもの学習スタイルは、人それぞれ違うと思います。何かを暗記するにも、読み上げて覚える人、とにかく書いて覚える人、見るだけで覚えられる人など、いろいろなタイプがあるでしょう。これと同じように、書くときのスタイルも個人差があっていいのです。

　たとえば、とりあえず頭の中にあることを一気にざっと書き出してから情報の整理を行う人、書けるところから書きはじめる人、頭から順を追って書き進める人、提出期限から逆算して計画的に書き進めていく人、ギリギリまで追いつめられてやっと書ける人など、様々でしょう。

　どんなタイプの人でも、大半は、最初からいきなり完璧な文章を組み立てることはできないだろうと思います。そんなときは、必要だと考えられることを箇条書きのようにして、思いついたところからとにかく書き出してみることから始めてみるとよいでしょう。書き出すのは、単語レベルでもかまいません。一つの単語からそれに関連する単語やフレーズを書き連ねていきます。それらをつなぎ合わせ、文章（のようなもの）をつくってみるのです。そして足りないところを補ったり、不要な部分を削ったりといった作業を繰り返しながら、文章を完成させていくイメージです。

　たくさん経験を重ねるなかで、自分の書くスタイルや思考パターンが徐々にわかってくるかもしれません。

3

"書くときのルールと具体策"

書くために、知っておくべきことは？

ここからは、レポートを書くにあたって知っておくべき文章の原則やルールについて、具体例を交えながらみていきます。実際に文章を書くときに注意すべきポイントが満載です。

Q3 文章を書くために、必ず知っておくべきルールは？

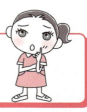

A3 文章を書くときの原則とわかりやすい文章にするコツをおさえましょう。

　読み手にとって読みやすく、そして正確に伝わる文章を書くために、次にあげる「文章を書くときの原則」と「わかりやすい文章にするコツ」を理解しましょう。書くときは常にこれらを意識することが大切です。

文章を書くときの原則

- ☐ *1.* 文脈をとらえて段落分けする。
- ☐ *2.* 各段落の文頭は一文字下げる。

 文脈をとらえて段落分けする。

　だらだらと文をただ書き連ねているだけでは読みにくく、また、書く内容が整理されていない印象になってしまいます。だからといって、なんとなく改行をすればよいというわけではありません。文脈（文章のなかでの文と文との続き具合）をよくとらえ、前後の流れを考えて段落分け（改行）をしましょう。

3 書くために、知っておくべきことは？

2 各段落の文頭は一文字下げる。

段落の区切れがどこかわかりやすくするために、改行後の文頭は一文字下げ（空け）ます。

わかりやすい文章にするコツ

- □ *1.* 「ねじれ」が生じないよう、主語（主部）と述語（述部）を正確に対応させる。
- □ *2.* 一文は短めにする。
- □ *3.* 句読点を適切な位置に打つ。
- □ *4.* 二重否定の表現を避け、肯定文で書く。
- □ *5.* 受動態は避け、なるべく能動態で書く。
- □ *6.* 「思う」「思います」は控える。
- □ *7.* 接続詞の意味を理解して使用する。

1 「ねじれ」が生じないよう、主語（主部）と述語（述部）を正確に対応させる。

2 一文は短めにする。

　主語あるいは主部（「だれが」「何が」を表す、その文の主体となる部分）と、述語あるいは述部（「どうする」「どんなだ」などを表す、主語に応じる部分）をはっきり対応させましょう。特に一文が長くなると、主語（主部）と述語（述部）の対応があやふやになりがちです。そのような状態を、「文のねじれ」「ねじれ文」などといいます。

　主語（主部）については、文脈によっては省略される場合もありますが、必要なところで抜け落ちてしまうと、文の意味がとりづらくなります。また、主語（主部）と述語（述部）が離れた位置にある場合も、わかりにくい文章になってしまいます。次の例文をみてみましょう。

> 疼痛の訴えはあるが、眠れないほどではないとのことで、今後増強がみられるか観察し、必要時、薬剤の使用で疼痛が軽減する。

　この一文には、主語として患者さんと看護師が混在しているため、述部との対応が不正確になっています。「訴えている」のはだれなのか、「観察」するのはだれなのか、状況を考えれば読み取ることはできますが、文章としてはわかりにくくなっています。

11

> 疼痛はあるが、眠れないほどではないと患者は訴えている。今後も疼痛の程度を観察し、必要時、薬剤の使用により疼痛の軽減を図る。

　このように、患者さんを主語にした文と、看護師を主語にした文とに分けることで、主述の対応が明確になります（2つ目の文では、主語が省略されていますが、意味は通じますね）。一文は短く、主述の関係を正確にさせる、この2点をセットで意識してみてください。

 句読点を適切な位置に打つ。

　句点（「。」「．」）は、一つの独立した文であることを明確にするため、文の終わりに打ちます。
　読点（「、」「，」）は、意味がわかりやすくなるよう、一文の途中の切れ目に打ちます。読点を打つ箇所に絶対的な決まりはありませんが、適切な箇所に打たないと、文の意味が変わってくる場合もあるので注意が必要です。次の例文①〜⑥で確認しましょう。

> **例文①** 看護師は微笑みながら家族の写真を見つめる患者に声をかけた。

　これでは、"微笑みながら"が「看護師」にかかっているのか「見つめる（患者）」にかかっているのかがはっきりわかりません。

> **例文②** 看護師は微笑みながら、家族の写真を見つめる患者に声をかけた。
> **例文③** 看護師は、微笑みながら家族の写真を見つめる患者に声をかけた。

　例文②では、微笑んでいるのは看護師ですが、例文③では患者さんが微笑んでいると解釈できます。このように、読点の場所によって意味が異なってくる場合があるため、注意が必要です。

> **例文④** 家族の写真を見つめる患者に、看護師は微笑みながら声をかけた。
> **例文⑤** 微笑みながら家族の写真を見つめる患者に看護師は声をかけた。

　例文④や⑤のように、「声をかけた」という述語の近くに「看護師は」という主語をもってくると、もっとわかりやすくなります。例文⑤は読点を打っていませんが、患

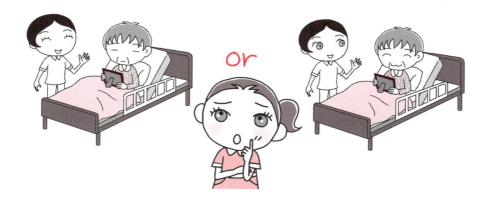

者さんと看護師の関係性は正しく解釈できますね。
　また次の例文❻のように読点をむやみに打ちすぎるのも、かえって読みにくく、わかりにくくなってしまいます。

> **例文❻**　看護師は、微笑みながら、家族の写真を見つめる患者に、声をかけた。

　意味を正確にとらえられるように読点を打つのはもちろん、一呼吸おきたいところで読点を打つようにすると、読みやすい文章になります。文のリズムを意識したり、音読してみると、その感覚がつかみやすくなります。

 二重否定の表現を避け、肯定文で書く。

　二重否定とは、「○○しないというわけではない」などと、否定の表現を重ねることで、肯定の意味合いを強めたい場合に用いる表現方法です。もちろん、この方法で表現することがふさわしい場面もありますが、そうでない場合には文の主旨が不明瞭になりやすいので注意が必要です。次の例文をみてみましょう。

> 入院時の検査データによると、栄養状態は低下していないわけではない。

　これでは、栄養状態が低下しているのかいないのか、わかりにくいですね。検査データをアセスメントしたところ、栄養状態が低下しているようにも思うけれど、自信がないな……という雰囲気もただよっています。次のように表現すればすっきりします。

> 入院時の検査データによると、栄養状態はやや低下している。

PART I 看護学生が"書く"ということ

 受動態は避け、なるべく能動態で書く。

　受動態とは、簡単にいうと受け身の表現のことです。能動態は受動態に比べ、主体が積極的にその動作を行っている印象を与えます。たとえば、「行う」は能動態の表現ですが、これを受動態にすると「行われる」となります。

　受動態の表現は、主体が不明瞭であったり、あいまいな印象を与えたり、回りくどくなってしまうため、レポートでの多用は好ましくありません。特に、「〜と思われる」や「〜と考えられる」という表現は、自分が主張したいことに対して自信がなく、つかみどころのない文章になりがちです。「〜と考える」「〜である」などと言い切ったほうが明快です。

　実習記録に、患者さんへの援助内容を記述する場合をイメージして、次の例文をみてみましょう。

> 例文① 食事介助が慎重に行われたため、患者はむせることなく全量摂取できた。
> 例文② 食事介助を慎重に行ったため、患者はむせることなく全量摂取できた。

　例文①と②を読んで、それぞれどのような印象を受けましたか？
　例文①では、食事介助を慎重に行う主体が不明瞭であり、傍観的（第三者的）な姿勢であるようにもとれます。一方、例文②では、主語こそ明示していませんが、食事介助を学生自身が慎重に行ったことがうかがえますね。実習記録は、学生自身が体験したことの記録ですから、例文①のような表現は適しません。

　ただし、受動態で表現することがふさわしい場合や、意図的に受動態を用いる場合もありますから、文脈に適した表現ができているかどうかを常に意識しましょう。

 「思う」「思います」は控える。

　上記5で説明したことにも通じますが、「〜だと思う」という表現は、弱腰で自信がなさそうな印象があり、多用すると論理性に欠くと判断される可能性がありますので、注意が必要です。

 接続詞の意味を理解して使用する。

　接続詞とは、文と文をつなぐ語のことで、話題を展開させていくために重要な役割を担っています。文の中で言葉やフレーズをつなぐために用いられることもあります。接続詞の使い方を理解せずになんとなく使用すると、意味のとおらない文章になってしまいます。表Ⅰ-2に主な接続詞とその意味をまとめたので、しっかりと意味を確

14

❸ 書くために、知っておくべきことは?

表Ⅰ-2 主な接続詞

意味、使用する目的	主な接続詞
2つ以上のことを並列する	「また」「あるいは」「および」「ならびに」
同語や補足などを付け加える	「そして」「そのうえ」「しかも」「それから」「次に」「つまり」「ただし」
話題を転換させる	「ところで」「では」「さて」
2つ以上のことから選択する	「または」「それとも」「あるいは」「もしくは」
前に述べたことから結果として起こることを述べる（順接）	「そうして」「したがって」「すると」「だから」「そこで」「よって」
前に述べたことと逆の意味を述べる（逆接）	「けれども」「しかし」「でも」「だが」

認し、適切に使用できるよう心がけてください。

A3 ❷ 細かな文章のルールにも気を配る。

　ここまで紹介した基本的なルールのほかに、読み手に違和感なく読んでもらえるような文章にするコツとして、ぜひ心得ておきたい細かなルールがいくつかあります。これらを意識するだけで、文章の質がぐんと上がります。主なものを表Ⅰ-3に紹介していますので、参考にしてみてください。

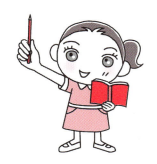

PART I 看護学生が"書く"ということ

表I-3 心得ておきたい文章のルール

主なルール	説明と注意点
文体を統一する	「である調」「ですます調」などの文体がありますが、レポートでは主に「である調」を用います。同一のレポート内で両者が混在しないよう注意しましょう。
「ら抜き言葉」「い抜き言葉」は避ける	「ら抜き言葉」「い抜き言葉」とは、本来あるはずの「ら」や「い」が抜け落ちた言葉をいいます。日常会話ではさほど気になりませんが、文章として文字で表すと目立つので気をつけましょう。 ● ら抜き言葉：見れる、食べれる、など。"れる"の前にあるはずの"ら"が抜け落ちている。 ● い抜き言葉：見てる、食べてる、など。"る"の前にあるはずの"い"が抜け落ちている。
時制を適切に整える	「時制」とは、動詞が表す時間的位置（過去、現在、未来など）を示します。特に、臨地実習レポートなどでは時間の経過をはっきりさせることが大切です。文章のなかで時間の経過を意識し、動詞の「過去形」「現在形」「未来形」を使い分けます。
正しい日本語を用いる	うろ覚えの言葉や、意味を間違えて覚えている言葉など、よく理解していない言葉は必ず辞書で意味を調べるようにしましょう。
助詞（「てにをは」）の使い方に注意する	「助詞」は、文章では欠かせない「は」「が」「を」「に」「の」「より」「から」「て」「で」などの語をいいます。使い方によって文章のニュアンスが変わってくるため、気を配る必要があります。 また、「〜が、〜が、〜が」「〜の〜の〜の」など、同じ助詞を連続して重ねて使用すると、読みづらく文意をとらえにくくなるため工夫しましょう。
副詞の用法のルールを守る	「副詞の呼応」といって、必ず決まった言葉を伴う語があります。ルールとして心得ておきましょう。 ● 例：「もし〜ならば」「なぜ〜か」「きっと〜だろう」「決して〜ない」「全然〜ない」「まさか〜まい」「まるで〜ような」など
同一のレポート内で表記を統一する	一般に、新聞や雑誌、書籍などの媒体においては、その媒体ごとに表記のルールが設けられています。漢字と仮名（ひらがな、カタカナ）の使い分けや、同一の事柄を指す場合の表記の統一など、読み手にストレスなく正確に伝えるためのワザといえます。レポートにおいても、意識しましょう。
意図的ではない言葉の重複を避ける	よく聞かれる極端な例として「頭痛が痛い」「馬から落馬する」などがあります。「まだ 未定」「一番 最初に」「〜日間の間に」など、あまり気にならないものもありますが、いずれも意味が重なる言葉を用いており、日本語としては正確ではありません。

16

3 書くために、知っておくべきことは？

> **Q4** 実際には、どうやって書いていけばいいの？
> ここでは、主に講義レポートの場合を想定し、書き方の手順について説明します。講義レポート以外のほかの種類のレポートの場合にあてはまる事柄もありますので、おさえておきましょう。

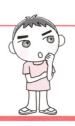

A4 **1** まずは、**書くべきことを整理**しましょう。

● 何を書くのか、整理することから始める。

　実際に文章を組み立てていくときには、初めに書くべきことを整理する必要があります。ただやみくもに書こうとしてもなかなか書けませんし、書けたとしても課題の意図に沿わない内容になってしまうでしょう。

　具体的には、書くべきことの整理を次のように進めてみてください。

書くべきことの整理の手順（目安）

- ☐ *1.* 必要な資料、文献を集める。
- ☐ *2.* 与えられた課題のテーマを踏まえ、何を論点にして書くか考える。
- ☐ *3.* どんなことをどんな順で書くか考える。
  - ポイントになりそうなキーワード、キーフレーズを書き出す。
  - 書き出したキーワード、キーフレーズをもとに、全体の構成を練る。
  - いくつかの見出し（仮のものでもOK）を立ててみる。
- ☐ *4. 3*で考えた各見出しについて、書く内容を整理する。
- ☐ *5. 4*で整理したいくつかの「見出し＋書く内容」の順序を改めて考えてみる。

　レポートのテーマがどんなものでも、自分の頭の中にある知識や情報だけで書こうとするとうまくいきません。まずは資料や文献を集め、それらを読むことで、書く内容を具体的に設定していくところからスタートしましょう。

　参考資料として集める論文などを読むと気づくと思いますが、論文は内容ごとに項目分けして構成されています。日記や感想文のように自分の思いをただ並べるだけでは、論理的な文章にはなりません。ですから、上記の手順にあげたように、論理的に展開していくための骨組みをきちんと設定しておく必要があるのです。

PART I 看護学生が"書く"ということ

● 「序論」「本論」「結論」に分けて書く。

どのようなレポート課題の場合も、「序論」「本論」「結論」の3部構成となるように書くことが基本です。

「序論」「本論」「結論」とは

☐ 序論

レポート全体の導入にあたる部分。論点を提示する（問題提起など）。どのような考えに基づき論点が導かれたかなどを簡単にまとめ、何についてのレポートであるかを明示する。ここであらかじめ結論を書いてもOK。

☐ 本論

序論で示した論点、問題点について、結論を導くまでの考察・主張を筋道立てて展開する。事実や根拠を示しながら論じる。

☐ 結論

全体のまとめ。序論を受けて本論で展開された考察・主張を要約し、結論づける。

A4 🚩2 書き終えたら必ず**推敲**する。

書き上げたらそれで満足せずに、必ず見直し（推敲）を行いましょう。"自分の伝えたいことが読み手に伝わる文章になっているかな"と意識しながら、次のチェックポイントを確認してください。

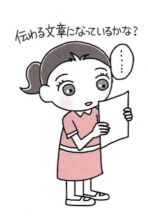

3 書くために、知っておくべきことは?

推敲時のチェックポイント

- ☐ 指定された文字数から逸脱していないか。(指定の文字数から1割程度多いor少ないの範囲を目安とする)
- ☐ 誤字、脱字がないか。
- ☐ 日本語として間違った表現はないか。
- ☐ 改行や段落分けは適切にできているか。
- ☐ 理解があやふやになっている部分はないか。
- ☐ 論旨は一貫しているか。

 Q5 感想文のような文章から脱するためには、どうすればいい？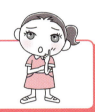

A5 **文献を活用**することで、**科学的な根拠**を示しながら論じましょう。

● **文献を活用して自分の考えを深める。**

　Q4でも少し触れましたが、感想文というと書き手の感覚や感情を思いのままに表現するイメージがありますね(実際には、読書感想文などもレポートと同じように、全体の構成を考えて書かれるものです)。自分が書いたレポートについて、「感想文のような文章で、論理的な思考がみられない」などと教員に評価されたことがあるという人もいるかもしれません。そのような評価となった最大の要因は、科学的根拠や事実に基づく考察が不足していることだろうと考えられます。レポートにおいては、自分が述べていることの裏づけとなる根拠や事実をはっきりとさせることが必要なのです。

　では、科学的根拠や事実に基づく考察をレポートで述べるには何が必要かというと、文献の活用です。Q4で「書くべきことの整理の手順」の1つ目に「必要な資料、文献を集める」をあげましたが、ここで集めた資料や文献を活用し、自分の考えを深めていくのです。資料や文献には、書籍、学術雑誌、学会誌、インターネット上のサイト、新聞の記事など、いろいろな媒体があります。最近では、手始めにインターネットで知りたいことを検索するケースが多いと思いますが、ただ単に検索して情報を得ただけでは、考えたことにはなりません。また、文献に書かれているこ

PART I　看護学生が"書く"ということ

とをそのまま丸写しすればいいわけでもありません（これは盗用といって非常に大きな問題になります。p.20のコラム「著作権と著作者」をよく読んでおきましょう）。借りてきた言葉を並べただけでは、レポートにはなりません。文献を読んで得た情報・知識をもとに、自分なりに考えるという過程が非常に大切なのです。この過程こそが、皆さん自身の知識の幅を広げ、臨床につながる判断力、問題解決能力、論理的思考力につながっていくものなのだと心得てください。

　そして活用した文献などの情報源を明記することも忘れてはいけません（p.22のコラム「文献表示のルール」を確認してください）。

---

column

著作権と著作者

　「著作権」や「著作者」という言葉を聞いたことがあると思います。著作権法の第二条では、次のように定義されています。

● 著作物：思想または感情を創作的に表現したものであり、文芸、学術、美術、音楽の範囲に属するもの。
● 著作者：著作物を創作する者。

　同第三十二条には、公表された著作物の引用について以下のように規定しています。
　「公表された著作物は、引用して利用することができる。この場合において、その引用は、公正な慣行に合致するものであり、かつ、報道、批評、研究その他の引用の目的上正当な範囲内で行なわれるものでなければならない」

　少し難しい言い回しですが、つまり、著作物の引用はしていいけれど、"公正な慣行""正当な範囲内"という点を守ってくださいね、と言っています。具体的には、次の点をクリアにしなければなりません。

① どこからどこまでが引用なのかをはっきりと示すこと。引用文はカギカッコでくくるなどしましょう。
② 引用の出所をきちんと示すこと。どの文献のどのページから引っぱってきたのか、出典を必ず明記しましょう。
③ 引用部分はあくまでレポート全体のうちの一部であるようにすること。レポートの大半が引用文で構成されていたり、レポート全体が複数の引用文を切り貼りしたものであるものは引用とは見なされず、"盗用"になってしまいます。引用したい箇所が長い場合などは、自分で要約してもよいですが、その際も上記①②の条件をクリアしなければなりません。

● 情報の信憑性を検証する

　特にインターネット上のサイトを情報源とする場合に、注意が必要なことがあります。それは、インターネット上には様々な情報があふれており、日々めまぐるしく情報が追加・更新されていますが、そうした情報を閲覧する皆さんの側に、膨大な情報を精査して活用する責任がある、ということです。情報を活用する側の倫理的な視点が重要であるともいえます（もちろん、SNSなどで情報を発信する側になった場合にも、倫理的配慮を怠ってはいけませんね）。

　インターネットで得た情報を、そっくりそのまま受け入れてよいのだろうか、本当に正しいことなのだろうかと、ある程度の疑いの目をもつことも重要でしょう。すなわち、情報の信憑性（信用できるかどうかの度合い）を確認することが求められるのです。情報の信憑性を確保するためには、まずは信頼できるサイトにアクセスすることが大前提ですが、そのうえで同じことについて複数のサイトで調べて比較し検証してみたり、書籍や学術誌でも念入りに調べてみるなどを行いましょう。

　なお、信頼できるサイトとして、皆さんが活用することの多いものには、たとえば厚生労働省のホームページ上にある統計データなどの資料を公開しているページや、自治体や公的機関、学会などが運営しているホームページ上の情報公開ページなどがあります。

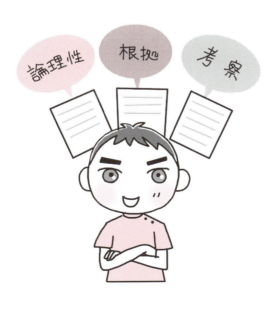

PART I　看護学生が"書く"ということ

文献表示のルール

column

　引用した文献や参考にした文献は、必ずその旨を明示しなければいけません。学校ごとに文献表示のルールが決められていると思いますので、それにしたがって記しておきましょう。原則としては、活用した文献一つひとつについて、次の要素を明示します。

●書籍の場合
①著者、②書籍名（サブタイトルやシリーズ名がある場合はそれも記載）、③発行元、④刊行年、⑤引用・参照ページ数
●学術誌や学会誌に掲載された論文の場合
①著者、②論文名、③掲載誌名、④掲載誌の巻数と号数、⑤発行年、⑥引用・参照ページ数
●インターネット上のサイトの場合
①サイトの作成者（機関名、施設名など）、②サイト名、③サイトのURL、④サイトを閲覧した年月日

　これらの情報の示し方のパターンとしては、1.レポートの末尾にまとめて掲載したり、2.引用の箇所ごとに本文中にカッコ書きで付したり、3.レポートのページごとに該当する文献情報をページ下部に記載する、のいずれかの方法が標準的です。実際に様々な書籍や論文に目をとおすなかで、文献表示の具体的なルールも自然とわかってきますから、できるかぎりたくさんの書籍や論文に触れることで、そのルールをつかめるようにしましょう。

3 書くために、知っておくべきことは？

 まとめ 実際のレポートをみてみよう！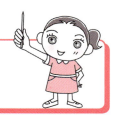

　ここまでのまとめとして、実際に学生が書いた講義レポートを例に、レポートの基本構造を確認してみましょう（便宜的に筆者が一部改変・省略しています）。p.25からの講評コメントを参考に、よりよいレポートの書き方を自分なりに探ってみてください。

「近年の異常気象について」

1. はじめに ❶

　近年、世界中で異常気象とみられる現象が増加している。日本でも、毎年夏になると、雷を伴う局地的大雨や、1日の最高気温が35℃を超える猛暑日が続くなど、身近に実感できる問題となっている。私自身、日常生活でこうした異常気象に遭遇して困った経験があり、夏の猛暑と局地的に起こる大雨の関連について興味をもった。その原因として、これまでの人間の生活が大きくかかわっている可能性があることを知り、調べることにした。

2. 異常気象の種類とその原因 ❶

(1) 異常気象の種類 ❷
　1) 世界各地でみられる異常気象 ❷
　　集中豪雨、干ばつ、黄砂、巨大台風、竜巻、ハリケーンの増加など
　2) 日本でみられる異常気象 ❷
　　局地的大雨、落雷、夏季の極端な高温度、台風来襲の増加、大雪など
(2) 異常気象の原因と考えられるもの ❷
　1) 気温上昇の原因 ❷
　　①ヒートアイランド現象 ❷
　　　ヒートアイランド現象とは、都市の気温が郊外よりも高くなる現象をいう。(気象庁「ヒートアイランド現象に関する知識」による)。東京都環境局によると、東京では、過去100年間に平均気温が約3℃上昇し、熱帯夜の日数も過去40年間で約2倍に増加しているという。こうしたヒートアイランド現象の原因として、以下の事柄があげられる。
　　　まずは、緑地や水面の減少がある。都市部においては、田畑などの緑地の❹現象や、河川の埋め立てなどによる水面の減少のため、水分の蒸発によって地表面を冷やして大気中への熱の放出を抑える、ということができず、気温を上昇させる要因となっている。
　　　次に、アスファルトやコンクリートに覆われた地表面の増大がある。都心部ではほとんどの道が舗装されアスファルトに覆われていたり、コンクリートの建物が林

立しているが、アスファルトやコンクリートは熱をため込みやすいという特徴があり、日が沈んでからも温度が下がりにくい。また、こうしたコンクリートの建物が高層化し、密集しているために風通しが悪くなっていることも、気温上昇の原因の一つとなっている。

さらに、自動車や建物などから排出される熱（人工排熱）の増大が影響している。自動車からの排気や、家庭やオフィスビルのエアコンの室外機からの排気などは、夏場は非常に熱くなり、外気温の上昇を引き起こしている。

②地球温暖化 ❷

地球温暖化には、大気中の温室効果ガスの増加が影響している。温室効果ガスといわれるものには、二酸化炭素、メタン、一酸化二窒素、フロンなどがあるが、これらが地球の周囲を取り囲み、地球を暖めている。この温室効果ガスが大気中に増えすぎると、温室効果が高まって地球表面の気温が高くなる。

なかでも、地球温暖化に最も影響を及ぼすガスは二酸化炭素であるが、人間の活動によって排出される温室効果ガスの7割以上を占めている。❸（気象庁「温室効果ガスの種類」による）。❺こうした二酸化炭素が増加する原因は、現在私たちが生活するうえで欠かすことのできない電気を生み出したり、自動車を動かすために、石炭や石油などの化石燃料を燃やす際に大量の二酸化炭素が発生する一方で、二酸化炭素を取り込む森林が伐採により減少している、ということがあげられる。

〈中略〉

3. 終わりに ❶

地球温暖化の影響は、他人事ではなく身近な危機として私たちの生活に迫ってきていることがわかった。

近年の自然災害や異常気象を引き起こした原因の多くは、私たち人間が行ってきたことの結果である。すなわち、人間の生活をより豊かにしようと、自然環境に手を加え続けてきた結果、自然災害という大きな代償に直面しているのだ。私たちが変化させてきた地球を存続させ、未来につなげていくためには、二酸化炭素の削減に努め、森林破壊を防ぐことで自然の生態系を壊さないようにするなど、環境破壊を抑制するべく世界各国が協力しなければならない。

自然災害や異常気象を引き起こした原因が、私たちの生活にも密接にかかわっていることから、個人レベルでの心がけ（電力消費量の低減、車の使用を最低限にするなど）が非常に大事であることがわかった。

引用・参考文献 ❻

1) 気象庁ホームページ：ヒートアイランド現象に関する知識，http://www.data.jma.go.jp/cpdinfo/himr_faq/01/qa.html，2015年9月15日アクセス．
2) 東京都環境局ホームページ：ヒートアイランド現象ってなに？，https：//www.kankyo.metro.tokyo.jp/climate/kids/global_climate/heat_island.html，2015年9月16日アクセス．
3) 全国地球温暖化防止活動推進センターホームページ：地球温暖化の基礎知識，http://www.jccca.org/global_warming/knowledge/kno01.html，2015年9月16日アクセス．
4) 気象庁ホームページ：温室効果ガスの種類，http://www.data.jma.go.jp/cpdinfo/chishiki_ondanka/p04.html，2015年9月15日アクセス．

❸ 書くために、知っておくべきことは？

講評

レポートの<u>ポイント</u> おさらい！

❶ 「序論」「本論」「結論」に分けて展開できています。

　序論にあたる「1.はじめに」では、レポート全体の導入として異常気象というテーマを提示し、その原因と人間の生活との関連性を示唆しています。本論「2.異常気象の種類とその原因」につながる展開になっています。そして結論「3.終わりに」では、本論で考察した内容を受けて、生活のなかで個人としてできる対策につなげています。

❷ 見出しのレベルの強弱が明確で、整理しやすくなっています。

　各パートで書く内容に応じて見出しをつけながら展開すると、形も美しく整理されている印象を与えます。

❸ 引用箇所の文献表示ができています。

　言葉の定義やデータを示す場合には、根拠となる文献を表示できるとよい。

❹ 漢字の表記が誤っています。

　ここでは正しくは「減少」ですね。「現象」はこのレポートのキーワードでもあり気づきにくいかもしれませんが、誤字やパソコンでの変換ミスには十分に気を配りましょう。

❺ 一文が長すぎて、わかるような、わからないような、あいまいな文章になっています。次のように文章を分けて整理しましょう。

　「こうした二酸化炭素が増加する原因として、次のようなことがある。現在の私たちの生活に欠かせない電気製品や自動車を動かすために、石炭や石油などの化石燃料を燃やしエネルギーを産生しているが、その際に大量の二酸化炭素が発生する。一方で、二酸化炭素を取り込む役割をもつ森林が伐採され減少することで、二酸化炭素の吸収量が減っている。」

❻ 文献を一覧にしてまとめて表示できています。

　閲覧したサイトはいずれも、掲載されている情報の信憑性が高いと判断できます。URLやアクセスした年月日も記すことができています。インターネットのみならず、書籍などのほかの媒体でも調べたことがあれば、ここに表記しておきましょう。

PART II

いろいろなレポート
書き方のポイントと評価の視点

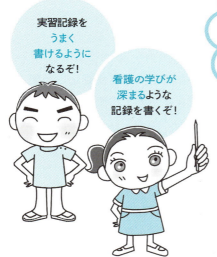

実習記録を
うまく
書けるように
なるぞ！

看護の学びが
深まるような
記録を書くぞ！

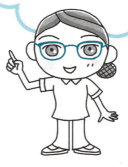

ここからは、
実習記録の実例を見ながら、
書き方のポイントを
解説していきます。
「**評価の視点**」をよく読めば、
記録のコツがつかめますよ！

— index —

1. 基礎看護技術演習記録
2. 見学実習記録
3. 領域別 臨地実習記録
4. 統合看護実習記録

1 基礎看護技術演習記録

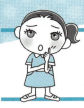

基礎看護技術演習って、どんな演習？

▶ 演習で学ぶ内容、演習の目的

- 基礎看護技術を実施する目的を理解する。
- 基礎看護技術における手技の原理原則を理解する。
- 基礎看護技術を実際に行うことで、実践力を身につける。

　基礎看護技術は、健康に問題があるために生じる日常生活上の不便さや苦痛を軽減したり、病状を改善するために必要な診療を支援するための直接行為です。提供される技術は、対象の個別性に合わせた柔軟性をもったものでなくてはなりません。対象に応じた技術の実践のためには、まずその看護技術を実施する目的と、手技としての原理原則を理解しておくことが必要です。技術の手順だけを単に覚えるような学習をしていると、いざ臨地実習の場に出たときに、患者さんの状態や実施する場の状況、物品の違いに対応できなくなってしまうこともあります。

　演習の時間数などは学校によって異なりますが、臨地実習に出る前に、実際に看護技術を行う体験をとおし、実践力を身につけることが基礎看護技術演習の主な目的です。

▶ 記録を書くことの目的は？

- 記録をまとめながら、自分の実践を振り返り、知識を深めて次の実践につなげるようにする。

　基礎看護技術の演習記録をまとめることで、それまでに学習した知識を呼び起こして自分の思考過程を整理しながら、看護技術の目的や行為の意味を理解することができるよう

になります。また、演習をとおして実際に自分自身の体験のなかで知り得る事柄は多くありますから、それらを言語化して記録することで、自分の知識として身につけやすくなります。さらに、自分で考え実施した技術を振り返って自己評価することで、技術の習得度を知り、今後の課題を明確にすることもできます。

▶ 記録を書くために必要なことは？

◎ 演習に臨む前に、整理しておくべきこと

各看護技術の演習に臨む前に、次の①～⑥の内容についておさらいしておく必要があります。これらをあらかじめ確認しておくと、記録を書くときに整理しやすくなります。

① 看護技術の目的
② 看護技術を実施するために把握すべき情報は何か
③ 必要物品
④ 準備や患者さんへの説明
⑤ 手順（根拠を含めて）
⑥ 後片づけの方法

ところで、上記の内容をコンパクトに解説した参考書やマニュアル本は多数出版されていますが、筆者の学校では、重要ポイントを集めたポケットサイズの資料（下の写真参照）を学生自身が作成し、臨地実習で持ち歩けるようにしています。

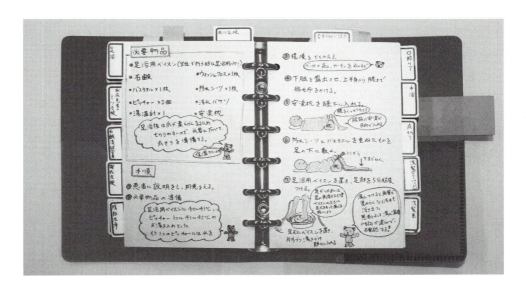

PART II いろいろなレポート 書き方のポイントと評価の視点

▶ 記録物の種類と記録内容（例）

　学校によって、記録の名称や内容は異なると思いますが、基礎看護技術の演習記録を構成する要素として、次のA〜Cがあります。

　基礎看護技術は「対人関係の技術」「看護過程を展開する技術」「生活援助技術」「診療に伴う援助技術」などの種類に分けられますが、p.32からは「生活援助技術」「診療に伴う援助技術」の演習記録を取り上げ、A〜Cについて、その実例と講評を紹介していきます。その前に、A〜Cそれぞれの記録項目と書き方のポイントを説明します。

A 看護者記録：看護師としての思考過程を明らかにし、よりよい技術を習得するために、援助の必要性や実施の方法などを書くものです。

B 患者記録：演習のなかで、患者役として看護師役から看護を受けて感じたことを書くものです。

C 観察記録：看護師役の援助の様子や、それに対する患者役の反応を、第三者として観察し、感じたことや考えたことを書くものです。看護師役に対する評価ともなります。

A 看護者記録

【援助の必要性】

◎ **なぜ、その看護技術を実施する必要があるのかを明確にする。**

- 「援助に必要な情報」の欄：その看護技術を実施するうえで把握しておくべき情報を記載します。複数の技術に共通する情報もあればそうでないものもありますから、その技術を行うときに必要な情報は何かを具体的に考えて情報収集することがポイントです。
- 「援助の必要性」の欄：「援助に必要な情報」で収集した情報を踏まえながら、その看護技術をなぜ実施するのかが明らかになるように記載します。対象の個別性を考えて、その技術を実施する必要性がよりはっきりとするよう、論理的に記述することがポイントです。

【実施計画】

◎ **使用する物品と、どのような方法でその看護技術を実施するのかを記述する。すべての方法・行為について、だれが行っても同じく実施できるよう、具体的に書く。**

- 使用物品と物品配置：臨地実習では、学内演習のときと物品が異なる場合もあります。どんな物品を何のために用いるのかを考えて書きましょう。また、看護技術を実施する場所はベッドサイドとは限りません。ベッドサイドであってもスペースの関係から物品配置に工夫が必要な場合もありますから、物品配置も記載しておくとよいでしょう。

- 実施方法：単に手順を書くのではなく、対象の個別性に応じて配慮すべき点なども書いておきます。対象の現在の状態や生活習慣、生活様式に配慮することがポイントです。
- 観察項目：看護技術の実施前・中・後で、それぞれ必要な観察事項があります。どんな点を観察するのか、具体的に書いておきましょう。

【実施・評価】

◎ 何をどのように実施したのか、それをどう振り返ったかを明らかにする。

- 「情報」の欄：看護技術を実施しているときに得た情報を記述します。「援助の必要性」として考えた内容と照らし合わせながら、記述すべきことを考えます。
- 「実施した内容」の欄：「実施計画」であげた項目に沿って、実施した内容と実施方法を書きます。計画どおりに実施できなかったり、計画とは異なることを実施した場合にも、なぜそのように実施したかを含めて記述しておきます。また、対象の反応がどうであったかも書いておくことが大切です。
- 「考察（振り返り）」の欄：対象の反応をもとに、自分の看護技術の実践を振り返り、評価を書きます。自分の実践や対象の反応が良くても悪くても、なぜそのような反応があったのか、どうすればもっとよかったのか、という点がわかるように書くことが大切です。評価から次への課題を明確にするために、観察役の意見や教員の助言なども踏まえて評価できるとよいですね。

B 患者記録

◎ 患者役として感じたことをまとめ、患者側の心理を理解し、自分自身が看護師役を務める際に配慮すべき点を明らかにする。

- 患者役になって看護技術を受けて感じたことを率直に書きます。手技だけでなく、看護師としての態度、声かけのタイミングや内容などの観点からも書くようにしましょう。単に良かった悪かった、ではなく、なぜそのように感じたのか、次はどうすればよいのかまで具体的に書くことがポイントです。

C 観察記録

◎ 看護技術実施の様子を第三者として観察した結果をまとめ、看護師役を務めたときには気づかなかったことや、患者役を追体験して発見したことなどを明らかにする。

- 看護師役の実施の様子を観察し、よりよく行うための自分の考えを記述します。観察時は、自分ならどのように実施するかを考えたり、どのような声かけや配慮が求められるかを考えながら観察することがポイントです。やはり単に良かった悪かった、ではなく、なぜそのように感じたのか、どのようにすればよかったのかを、看護師役に伝わるように記述します。

PART II　いろいろなレポート 書き方のポイントと評価の視点

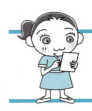

演習記録の実例と講評

「①環境整備・シーツ交換」「②体位変換」「③全身清拭・陰部洗浄・寝衣交換」の各技術について、すべて以下の事例を提示して計画立案し、技術演習を実施した記録の実例です。なお、「④与薬（筋肉内注射）」では事例は設定せずに技術演習を行っています（p.51参照）。

提示した事例

- 75歳、女性。脳血栓による左半身完全麻痺。既往歴に高血圧症がある。
- 現在入院10日目で、全身状態は安定し、ベッド上でのリハビリテーションを開始。
- 身長155cm、体重39kg、BMI 16.2

① 環境整備・シーツ交換

A　看護者記録

　環境整備・シーツ交換の「援助の必要性」について整理する項目を取り上げます。

援助に必要な情報	援助の必要性
〈O情報〉 ・脳血栓による左半身完全麻痺あり。 ・現在入院10日目で、全身状態は安定しており、ベッド上でのリハビリテーションを開始。 ・❶体位変換は介助を要する。	・患者は、❷脳血栓による左半身の完全麻痺があり、体位変換にも介助を要し、セルフケア能力が低下しているため、患者自身で環境を整えることができない状態であり、環境整備とシーツ交換が必要である。 ・❸今の患者にとっては病床が生活の場となっているが、ベッド上でのリハビリテーションも開始しており、発汗などの不感蒸泄による汚染やシーツのしわなどがあることが予測される。患者の感染予防、褥瘡予防のためにも清潔で寝心地のよい、しわのないベッドを提供する必要がある。 ・麻痺側は血液循環が不良であり、ベッドメーキング時の体位変換は、麻痺側が圧迫されている時間が長くならないよう配慮する必要がある。また、患者はリハビリテーション開始になっており、患者ができるところは行えるように促すことが必要である。

32

1 基礎看護技術演習記録

講 評 〈評価の視点〉

もっとよくするための アドバイス

下線❶ どの程度の介助が必要ですか？

援助を実施するために、患者さんが自力でどの程度動けるのかの情報を把握することは大切ですね。

この患者さんについて、「体位変換に介助を要する」という情報は収集できていますが、"どの程度の介助が必要なのか"まで把握できると実施計画に活かせる情報になるでしょう。

下線❷ セルフケア能力低下の原因は、左片麻痺だけですか？

援助の必要性を考えるときはまず、患者さんが日常生活上の障害を生じているか、そして生じているとすればそれはなぜか、について記述する必要があります。障害の要因は、疾病による因子だけとは限りませんし、一つだけとも限りません。

患者さんのセルフケア能力低下の要因として、「脳血栓による左半身完全麻痺」と記述していますが、それだけでしょうか？ 入院10日目の今日からベッド上でのリハビリテーション開始ですから、10日間寝たきりだったことが推測できます。ほとんど動かない状態で10日間過ごした人は、どの程度筋力が低下するのでしょうか？ その点も踏まえて考えられるとよいですね。

下線❸ "汚染＝感染""しわ＝褥瘡"ですか？
この患者さんの状況を踏まえて、考えを深めながら記述しましょう。

援助の必要性を記述することは、自分の思考を整理することにつながります。つまり、記述することで、自分がどのように考えたのかがわかってくるのです。

この記録を書いた学生の場合、「一日中病床での生活を余儀なくされているためシーツの汚染が生じ、その汚染から感染する可能性があり、シーツのしわから褥瘡ができる可能性がある」と予測しています。この記述からは、シーツの汚染＝感染に直結する、シーツのしわ＝褥瘡に直結すると、短絡的に考えていることが読み取れます。

得られた情報から予測を立てる場合には、いくつかの事実をもとに考え推論していくことが必要です。感染を引き起こすような汚染がある危険性が潜んでいるのか、シーツのしわでなぜ褥瘡ができるのか、などと科学的に考え記述していきましょう。

PART II　いろいろなレポート 書き方のポイントと評価の視点

実　例　環境整備・シーツ交換の「実施計画」をまとめる項目を取り上げます。

実施計画

1. 必要物品の準備
   - 患者の右側に床頭台があるので、右側からリネン類を敷けるようにたたんでおく。
   - 床上排泄であるため、横シーツを準備する。ラバーシーツは汚れがなければ今使用しているものを使用する。
   - 体位変換時、体位の安定が図れるように安楽枕を準備する。
   - 上掛けは事前に新しいものを作成し準備する。
2. 患者への声かけ
   - 患者が健側を活用できるところは、声をかける。
   - 左側臥位の際には、右手でベッド柵を持つように声をかける。
   - 行為のたびに言葉をかける。
3. 麻痺側への配慮
   - ❹ 麻痺側を長く下にしておくと血液循環がさらに低下するため、右側臥位時に古いシーツを背部に入れ込み、新しいシーツを敷く。
4. シーツはしわがないように十分に引っ張り折り込む。
5. 実施時間
   - おおよそ30分で終了するようにする。

講　評 〈評価の視点〉

もっとよくするための アドバイス

下線❹ 麻痺側保護のための配慮の具体策として、ほかには考えられませんか？

シーツ交換の間、麻痺側への配慮として行うことはほかにないでしょうか？
体位変換を行う際に、麻痺側である左上下肢がどのような状況になるか想像し、保護のために配慮できることを具体的に記述できるとよいですね。計画の段階で具体的に考えておかなければ、実施の際に意識的に行動することができません。

基礎看護技術演習記録

実 例 環境整備・シーツ交換の「実施・評価」をまとめる項目を取り上げます。

情報	実施した内容	考察（振り返り）
〈O情報〉 ・❺シーツの汚染はなかった。	1　・必要物品の準備は計画どおり実施した。 　　・ラバーシーツは汚れていなかったので現在使用しているものを使用した。 　　・安楽枕を持って行ったが、使用しなくても体位が安定していた。 2　・上掛けは新しいものを準備して持って行きスムーズに交換できた。 　　・患者への声かけはできた。 3　・左側臥位になるときには、患者にベッド柵を持つよう促すことができた。 4　・❻麻痺側を下にする左側臥位でいる時間をできるだけ短くしようと思ったが、体位変換が何度か必要となった。 5　・しわのないベッドを作成しようと思い、シーツを入れ込む際にベッドの振動が強かった。 　　・40分かかった。	3　・❻体位変換がうまくいかなかった。 4　・シーツを何度も引っ張るとベッドがかなり振動し、患者に苦痛を与えると感じた。シーツを何度も引っ張らないよう、シーツの端を持ち、水平に一度で引っ張り折り込むようにする。

講 評〈評価の視点〉

もっとよくするための アドバイス

下線❺ 観察できることは、ほかにもありませんか？

　「シーツの汚染はなかった」と、環境整備・シーツ交換の際に得た情報を記述していますが、この情報と、自分が考えた援助の必要性とを照らし合わせて見直してみましょう。
　患者さんが自力でできることはできるよう促していこうと考えていたので、実際はどうであったのか記述するとよいでしょう。また、予定の所要時間よりも超過していますから、患者さんの疲労度を確認し、S情報として記載すると振り返りに活かせます。

> **下線❻** なぜ体位変換が必要となってしまったのでしょうか？
>
> まず、なぜ体位変換が何度か必要だったのか、理由を記載しましょう。そうすると、「うまくできなかった」だけでなく、次につながる振り返りができるようになります。

B 患者記録／C 観察記録

 環境整備・シーツ交換の患者記録と観察記録をまとめて取り上げます。

患者記録	・シーツを交換することについての説明はあったが、シーツをベッドから取り出すとき、言葉がけがなかったので、ベッドが揺れただけでびっくりしてしまった。ベッドが少し揺れただけでも患者にはかなりの揺れに感じるので、言葉をかけたほうが安心できると思う。 ・体位変換の際に、古いシーツの山と新しいシーツの山とがあり、早く取り除いてほしいと思った。新しいシーツがうまく引っ張り出せないようで、もう一度体位変換したが、手早く引っ張り出して新しいシーツに替えてほしいと思った。 ・❶看護師がシーツを折り込んでいる際に、大きなため息をついて疲れている様子だったので、悪いなあと思った。疲れていたわけではないのかもしれないが、❶看護師の言葉がけや、なにげない言動に患者は敏感になるものなのだと思った。自分も気をつけたいと思った。 ・側臥位になったときに、寝衣の背中のしわも直したのはよかったと思う。ベッドは揺れたが、シーツのしわはなく寝心地がよかった。
観察記録	・必要物品はそろっており、環境も整えられていた。 ・ベッドブラシの使用により、ほこりをたてないよう気をつけていることがよくわかった。自分も見習いたいと思った。 ・患者が臥床しているベッドで❷シーツの中心線を合わせることは難しいと思った。特に殿部のところではよく考えないといけないと思った。 ・❸背中に当たるシーツの山が大きくならないよう、シーツをコンパクトにたたむ（ぐるぐる巻きにするのではなく）とよいと思った。 ・❹患者役が、麻痺側であるはずの左腕を体位変換の際に自力で体幹に引き寄せている場面が何度かあった。実際には左腕にも配慮しなければならないと感じた。 ・シーツの折り込みなどで反対側のベッドサイドに移動する際には、患者に言葉をかけ、ベッド柵をして安全を守っていたのでよいと思った。 ・退室する際にもワゴンに古いシーツをきちんとまとめていて、見た目にもきれいだったので、患者も気持ちよいだろうと思った。

講評〈評価の視点〉

もっとよくするための アドバイス

下線❶　GOOD！よい点に気づくことができましたね。

　自分自身に対する振り返りや、課題の発見ができたことが伝わる記述です。
　患者役をしてみて気づくことはたくさんありますが、この学生は、看護師役の学生の息づかいまで感じ取っていたようです。そのときに感じた率直な気持ち（「悪いなぁと思った」）も記述し、今後の自分の課題にしようとしています。看護師役自身は意識していない表情や言動であっても、患者役は敏感に感じ取っていることを実感したことがわかる記録です。

下線❷　あなたが実施する際には、シーツの中心を合わせる工夫をどのようにしますか？

　観察役として技術の実施の様子を見ていると、難しそうに感じる場面があると思います。そうしたときには、その場面で自分ならどうするかを考えながら観察し、それを言語化することが大切です。
　この学生は、臥床している患者がいるベッドで新しいシーツの中心線を合わせることを"難しい"と感じ、殿部では特に考えなければならないと記述することはできていますが、具体的にどうすればよいかというところまでは書かれていません。もう一歩踏み込んで、自分ならどうするかという点まで考えて記述できるとよいでしょう。

下線❸　そうですね。少し気をつけるだけでシーツの山の大きさはずいぶん違ってくるはずです。

　観察していて問題・課題として気づくことがあったら、看護師役を自分に置き換え、追体験し、どうすればよいかを考えましょう。観察しているときには、看護師として技術を実施している感覚で見ることが必要です。自分だったらどうするだろうか？と常に考えながら観察することで、自分も看護師役と一緒に技術を体験することができ、観察役としての記録も書けるようになります。
　古いシーツと新しいシーツの山を患者の背部に入れ込む際に、シーツをぐるぐる巻くことが非常に見苦しく感じられたことを受け、コンパクトにたたみながら入れ込むとよい、という具体策が出ています。
　このように観察役としては、この点は難しい、気をつける必要があると、客観的な視点をもつことで、そのようなときにどうすればよいかまで考え、記述できるようにしましょう。

PART II　いろいろなレポート 書き方のポイントと評価の視点

下線❹　**患者情報を踏まえた観察ができていて、よい気づきですね。**

　患者情報をよく理解し、客観的に観察できていることが伝わる記述です。

　演習では学生が患者役を演じるため、完全には"患者"になりきれないこともあります。そんなときこそ、観察役の目が非常に重要になってきます。

　この事例のように左片麻痺の設定であれば、観察役が「この患者は左上下肢が動かない」という点をきちんとインプットし、左上肢を患者役が自力で動かしてしまっていることに気づけば、看護師役が麻痺側に配慮できていなかった点の指摘につながるのです。こういった指摘は、看護師役には実施中に見えていない点であり、患者役も無意識に行っていることもあるため、観察役の気づきがないと見逃されてしまうかもしれませんね。

② 体位変換

A　看護者記録

実　例　体位変換の「援助の必要性」について整理する項目を取り上げます。

援助に必要な情報	援助の必要性
〈O情報〉 ・脳血栓による左半身完全麻痺あり（左上肢は感覚がなく、だらんとした状態）。 ・自力での体位変換はできない。起き上がりや腰上げもできない。 ・右上肢で寝衣の襟を整えることはできる。 ・現在入院10日目で、全身状態が安定し、ベッド上でのリハビリテーションが開始となっている。 ・身長155cm、体重39kg、BMI16.2	・患者は脳血栓のため、左半身の完全麻痺がある。また入院から現在まで10日間ベッド上で生活しているため、健側の筋力低下も考えられる。これらのことから、セルフケア能力が低下し、自力で体位変換はできない状態である。 ・❶体位変換をしないと同一部位を圧迫し、褥瘡や体の痛みなどを生じるおそれがある。ベッド上でのリハビリテーションも開始となっており、患者ができることは健側を活用して行うよう促しながら、最低でも2時間ごとの体位変換の介助が必要である。 ・体位変換すること、体位変換時に健側を活用することは、筋萎縮や関節拘縮の防止にもつながると思われる。 ・❷体位変換時には、安楽枕を活用し、患者ができるだけ安楽な体位を保持し、褥瘡予防となるよう除圧し、左下肢の尖足、外旋予防などをする必要がある。

1 基礎看護技術演習記録

> 講 評 〈評価の視点〉

もっとよくするための アドバイス

> 下線 ❶　GOOD！よく表現できています。

　このように日常生活上の障害が体へ及ぼす影響と、それを踏まえた援助の方向性を記述しましょう。原因がいくつもある場合や、障害が及ぼす影響が多く考えられる場合には、一つひとつを整理して記述していくとよいでしょう。

> 下線 ❷　一文のなかに複数の内容が含まれていてわかりにくくなっています。分けて記述しましょう。

　記録をしていると、あれも書かなければならない、これも大切だと、気づけばとても長い文章になっていることがあります。
　この文章では、「体位変換時には、安楽枕を活用し体位の保持を図る必要がある」という内容と、「体位変換時には褥瘡予防となるよう除圧し、左下肢の尖足や外旋などを予防する必要がある」という内容が含まれています。一文にまとめようとすることで、伝わりにくくなっていますね。
　「体位変換時には安楽枕で患者の体位が安定するようにする。また、背部や腰部に安楽枕を入れ、除圧し褥瘡を予防する」などと文章を分けることで、一文ごとの意味が明瞭になり、より活用の目的が明確になります。一文を短く記述するよう心がけ、文章を書き上げた後で読み返すと、どこか変だな、と気づくことがあると思います。

> 実 例　体位変換の「実施計画」をまとめる項目を取り上げます。

実施計画
1. 患者に体位変換について説明する。 2. 仰臥位から右側臥位への体位変換を行うため、患者の右側のベッドサイドに立つ。 3. ❸体位変換時に、麻痺側が体の下に巻き込まれないようにするため、左上肢（麻痺側）を右上肢で抱えるように体の上におく。 4. 左膝を立て、右膝は自分で立ててもらう。看護者の右手は患者の両膝を支え、左手は左肩に当てる。 5. 両膝を右方向に軽く倒し、左側の腰が持ち上がってきたら腰部に手を当て、左肩と腰部を支えて右側臥位とする。 6. ❸右側のベッド柵を確認し、ベッドの左側に回って腰殿部が安定するようにする。

PART II いろいろなレポート 書き方のポイントと評価の視点

> 7. ❸胸に安楽枕を抱えられるようにする。
> 8. ❸下肢の間にも安楽枕を入れるか、患者に確認する。
> 9. ❸患者の左手には丸めたタオルを握らせる。

講 評 〈評価の視点〉

もっとよくするための アドバイス

下線❸ 理由や根拠を記述するようにしましょう。

　計画3では、「左上肢（麻痺側）を右上肢で抱えるように体の上におく」根拠として、「麻痺側が体の下に巻き込まれないため」が記述されていますが、計画9では、「患者の左手には丸めたタオルを握らせる」理由が記述されていません。たとえば「麻痺側の手指の関節拘縮予防や良肢位保持のために」と理由が記述されていると、援助の効果を振り返るときに活かせるでしょう。計画6〜8についても同様のことがいえます。

実 例 体位変換の「実施・評価」をまとめる項目を取り上げます。

情報	実施した内容		考察（振り返り）	
〈S情報〉 ・❹どうもありがとう。重くて大変でしょ。 ・❹自分で寝返りをしようと思っても左半身が重くってね、できないのよ。 〈O情報〉 ・体位変換中、苦痛表情はなかった。	1 2 3、 4、 5 6	・「体の向きを変えましょう」と説明した。 ・患者の右側のベッドサイドに立った。 ・麻痺側である左上肢を体の上に抱えられるようにすることを忘れてしまい、そのまま体位変換をしてしまった。 ・側臥位にしたときに、枕を移動するのも忘れてしまった。 ・側臥位にした後、安楽な体位をとれるように腰を引くことができた。患者	3	・仰臥位から側臥位に体位変換するときに、麻痺側の左側をそのままにして忘れてしまい、背中側に左腕が残ってしまった。 ・今回は模擬患者だったため、障害は起こらなかったが、麻痺側は脱臼する危険性もあることから、十分注意する必要がある。 ・体の向きを変えることだけに気をとられてしまった。

1 基礎看護技術演習記録

| | 7、8 | ・の希望もあり肩を引いた。
・安楽枕を胸に抱えられるようにし、下肢の間にも小枕を入れた。 | ・枕の位置が変わるだけでも患者にとっては苦痛であり、枕の位置を変えてから側臥位にするようにしたい。 ❺ |
| | 9 | ・丸めたタオルが大きすぎて、握りにくそうだった。 | |

講 評 〈評価の視点〉

もっとよくするための アドバイス

下線❹ 患者の言葉はそのままではなく、簡潔にまとめて記述しましょう。

　主観的情報は簡潔に記述しましょう。患者さんの情報は、主観的情報（Ｓ情報）と客観的情報（Ｏ情報）に整理して情報の欄に記述しますが、その際には必要な情報だけを明瞭かつ簡潔に記述しましょう。

　主観的情報は患者さんの訴えを記述しますが、患者さんが話したまますべてを記述する必要はありません。ただし、余計な解釈によって発言の意図が変わってしまわないように注意が必要です。

　この学生にとっては、体位変換時に「ありがとう」と言ってもらえたことがうれしかったこともあってか、それも記載していますが、この場面で情報として必要なのか考える必要があります。また、「自分で寝返りしようと思っても左半身が重くってね、できないのよ」と、患者の訴えをそのまま記述しています。情報として必要なのは「左半身が重く寝返りできない」という内容ですから、もう少し簡潔にしてもよいところです。

　ただし、患者さんの特有の表現や、ごくあたりまえのあいさつであっても、特筆すべきことはそのままを記述したほうがよいこともあります。情報として何が必要なのかを考えながら、簡潔に記述することを心がけましょう。

❺ 計画６〜９の、体位変換後の体位の保持の援助として、良肢位の保持のためにどのように援助しましたか？　その結果はどうでしたか？

　「実施計画」のところでも、計画の理由や根拠を記述すると振り返りに活かせると述べましたが、計画６〜９の理由や根拠が記述されていたら、それぞれについて振り返りができると思います。

　たとえば、計画９について「実施した内容」では、「丸めたタオルは大きすぎて握りにくそうだった」とあります。これについて考察が記述されていませんが、その原因

PART II　いろいろなレポート 書き方のポイントと評価の視点

として「実施計画」で、この援助を行う理由が記載されていないことが考えられます。つまり、なぜその援助を行うのかが不明瞭だったために、その援助がどんな意義があったのか、どうすればよかったのか振り返ることができないままになっています。

B　患者記録／C　観察記録

 体位変換の患者記録と観察記録をまとめて取り上げます。

患者記録	・自分で体を動かすことができず、だれかに介助してもらわなくてはならないのはつらいことだと感じた。自分は体格も大きいほうなので、看護師役が細い人だったからなおさらそう思った。❶そのことについて看護師役にすまない気持ちを伝えてみたが、特に返答がなかった。患者の発する言葉には様々な思いがあると感じた。 ・❷最後に丸めたタオルを握らされたが、どうしたらよいかわからなかった。
観察記録	・「体の向きを変えましょう」と説明し体位変換を始めたところはよかったが、❸そのあとは体を動かすことに集中してしまい、患者への声かけが少なかった。 ・側臥位にした後、腰を引き安楽な体位にするよう配慮できていた。初めは腰部への腕の差し込みが十分でなく、効果的に手前に引くことができていなかった。腕を十分に差し込むことが大切だとわかった。

講評〈評価の視点〉

もっとよくするための　アドバイス

下線❶　GOOD！患者役を務めたからこそ理解できた、よい気づきです。

　看護師役の実施記録に記述があるように、患者役は「どうもありがとう、重くて大変でしょ」と言葉を発しています。その言葉の裏には、こんな思いがあったのですね。
　患者記録として、「患者の発する言葉には様々な思いがある」と自らの気づきを言語化したことで、看護師役にはフィードバックができますし、共有することができます。

42

1 基礎看護技術演習記録

下線❷ **このとき、どうしてほしいと思いましたか?**

　どうしたら良いかわからなかった、という感想は記述できていますが、さらに、この場面で患者さんの視点からどうしたら安心できたのか、タオルを握る意味が理解できたのかを考え記述できるとよいでしょう。

下線❸ **声かけが少なかった理由を、どのように分析しましたか?**

　観察していて声かけが少なかったことに気づいたことはよい点です。声かけが少なかった理由を、体を動かすことに集中してしまったからとしていますが、ほかに理由はありませんか? 体を動かすことに集中することはつまり、患者さんの反応を見ることができないということになります。なぜそうなるのか、自分が看護師役だったらどうしたか、十分な声かけをするにはどうすべきかまで考えて記述できるようにしましょう。

③ 全身清拭・陰部洗浄・寝衣交換

A 看護者記録

実 例 　全身清拭・陰部洗浄・寝衣交換の「援助の必要性」について整理する項目を取り上げます。

援助に必要な情報	援助の必要性
〈S情報〉 ・昨晩汗をかいて、背中がベタベタする。 〈O情報〉 ・❶入院前は毎日入浴していた（入浴が好きである）。 ・脳血栓による左半身麻痺あり（左上肢は感覚がなく、だらんとした状態）。右手で寝衣の襟元を整えたり、右側の袖を通すことはできる。 ・自力での寝返りはできない。	・患者は脳血栓による左片麻痺があり、セルフケア能力が低下しており、自分で清潔を維持することが困難であるため、清潔の援助が必要である。また、患者の入院前の入浴習慣から、清潔に対するニードが高いと思われる。昨晩汗をかいたとのことであり、背部は石けんで洗浄して十分汚れを取り、爽快感が得られるよう援助する必要がある。 ・患者は左片麻痺があることから、麻痺側の血液循環が不良であり、また10日間ベッド上で安静にしていたため、健側の筋力低下も予測される。そのため清拭は、皮膚や筋肉に刺激を与え、血液の循環を高め、筋萎縮の防止にもつながると思われる。

43

PART II　いろいろなレポート 書き方のポイントと評価の視点

- 全身状態が安定し、ベッド上でのリハビリテーションが開始となっている。皮膚は乾燥気味でカサカサしている。
- 高血圧症の既往がある。

- 清拭時の体位変換や更衣にも介助が必要であると思われるが、全身状態も安定し、ベッド上でのリハビリテーションが開始となっていることから、患者の状態を観察し、❷自分でできることは自分で行うよう働きかける必要がある。

講　評 〈評価の視点〉

もっとよくするための アドバイス

下線❶　GOOD! 患者さんの生活習慣や好みなどの情報まで収集することは大切ですね。

　患者さんに看護技術を行う方法を考えるとき、疾患に伴う症状や治療を考慮する必要があることはよく理解しているでしょう。清拭であれば、汚れの程度や皮膚の状態の情報を収集する必要もあります。加えて、患者さんの生活習慣や好みについてまで情報収集できると、より個別的な計画に結びつくでしょう。

下線❷　患者さん自身ができることに対して援助することが、患者さんにどのような影響をもたらすのですか？

　患者さんの日常生活上の障害が患者さん本人に与える影響を踏まえて、援助の必要性を記述しましょう。

　この学生は、「自分でできることは自分で行うように働きかける必要がある」と看護師としての考えを記述しています。その根拠をみると、ベッド上でのリハビリテーションが開始になったという治療上の要因をあげているだけです。確かに治療上リハビリテーションが可能となったという情報から、ベッド上の活動は拡大してよい時期であるということは考えられます。しかし、患者さん自身ができることは自分で行うように働きかける必要性の根拠にはなっていません。つまり、ベッド上での活動を拡大してよい時期に、患者さんができることを看護師が援助することで、患者さんにどのような影響（不利益）を及ぼすのかを、根拠とし記述する必要があるのです。

　たとえば、「自分でできることを自分で行うことがセルフケア能力の回復につながり、また自分でできたという自信が意欲の向上につながる」としてはいかがでしょう。

1 基礎看護技術演習記録

実例 全身清拭・陰部洗浄・寝衣交換の「実施計画」をまとめる項目を取り上げます。

実施計画

1. バイタルサインを測定し、発熱がないか、血圧値に変動などはみられないかを確認し、清拭を実施してよい状態かを知る。
2. 必要物品の準備
   - バケツには60〜70℃の湯を準備する。
   - 背部のみ石けんとウォッシュクロスで拭く。
   - 拭き取りはフェイスタオルを使用する（拭き取り面が広く爽快感がある）。
   - 側臥位時に体位が安定するよう安楽枕を使用する。
3. 患者に清拭の目的・方法を説明し、了解を得る。
4. 室温が22〜26℃であることを確認し、スクリーンを閉めてプライバシーを確保する。
5. 綿毛布をかけて保温し、寝衣を脱がす。清拭中も露出部はバスタオルで覆い、保温や羞恥心に配慮する。
6. ❸寝衣を脱がすときには麻痺側に注意する。寝衣を着せるときはしわがないようにする。
7. ❹顔の清拭は、患者自身が右手で拭けるように温湯で絞ったタオルを渡す。拭ききれないところがあれば介助する。
8. ❺左上肢→右上肢→胸部→腹部→左下肢→右下肢→背部の順に清拭する。
9. 末梢から中枢に向けて拭く。❻麻痺側は特に循環状態が悪いため、熱布で蒸らし、爽快感を与えるとともに循環を高める。
10. 背部を拭く際には、右側臥位で安楽枕を抱え体位が安定するようにする。左側は麻痺側であるため、長時間の圧迫が加わらないよう、左側臥位は短時間とする。
11. 背部も熱布清拭をする。
12. 清拭後は水分をよく拭き取り、皮膚が乾燥しているところは保湿用乳液を塗布する。
13. 陰部洗浄時は、患者の着用している紙おむつを使用してもよいか患者に承諾を得る。難しい場合は、ゴム便器を使用する。
14. 清拭中は、疲労感や苦痛の有無、タオルの温かさ、拭く強さ、拭き残しがないかなどをそのつど確認する。

講評〈評価の視点〉

もっとよくするための アドバイス

下線❸「注意する」とありますが、具体的には何に注意するのですか？

「注意する」「配慮する」「気をつける」などはよくみられる表現です。患者さんに少しでも良い技術を提供したいという気持ちの表れだと思います。しかし、具体的に麻

PART II　いろいろなレポート 書き方のポイントと評価の視点

痲痺側の寝衣を脱がせる際の"どんなときに""どんなことを"注意するのか、"どのように"するのかを記載していないと、実践できません。

下線④ **顔を拭くこと以外に、患者さん自身ができることはありませんか?**

「患者が自分でできることは自分で行うように働きかけたい」という考えにもかかわらず、患者さん自身にしてもらうのは顔を拭くことのみ、という計画には疑問が残ります。健側はどのくらい活用できるのかを考えながら、清拭時に患者さんができることは何かと思考を広げて、具体的に記述していくことが必要ですね。

下線⑤ **特に保清が必要なところはどこでしょう?**

計画は、対象の個別性を考えながら立案する必要があるのでしたね。各技術の実施の手順などに原則はありますが、それを踏まえながらも、患者さんに合わせてどのような配慮や工夫が必要なのかを具体的に記述していくことが必要です。

この学生は、拭く順序を記述していますが、この患者さんにとって拭く順序の計画は、特に必要であるとはいえません。むしろ、ベッド上での生活が続いていることや、床上排泄であることを踏まえたときに、特に保清が必要なのはどの部位であるかについて考えが及ぶはずですから、その点から計画内容を記述することが必要でしょう。

下線⑥ **麻痺側を拭く際に、ほかに気をつけることはありませんか?**

麻痺側の循環を高めるための熱布清拭を計画しています。これは患者さんの問題状況を考えたよい計画であるといえます。しかし、麻痺側に対する援助として、それだけで十分でしょうか? たとえば、麻痺側の上肢や下肢を拭く場合、上肢や下肢の持ち方を注意することについての記述があるともっとよい計画になります。

実例 全身清拭・陰部洗浄・寝衣交換の「実施・評価」をまとめる項目を取り上げます。

情報		実施した内容		考察(振り返り)
〈S情報〉 ・さっぱりして気持ちよい。 〈O情報〉 ・T＝36.5℃、P	1 2	・計画どおり実施した。 ・必要物品は準備できた。 ・患者の床頭台のある右側に物品を配置したが、バケツを置く位置が遠すぎてベースンに湯を移しにくかった。	2	・❼清拭だけに限らないが、援助する際に看護者自身も動きやすく使いやすい位置に物品を準備しないと、むだな動作が多くな

46

1 基礎看護技術演習記録

＝90（整）、R＝20（規則的）、BP＝136/86mmHg

- 清拭中笑顔がみられた。
- 背部に発汗がみられた。
- ⑧下腿の皮膚が乾燥していた。

	・ベースンには53～55℃の湯を用意したが、熱くてタオルをうまく絞ることができなかった。	
	・石けんの拭き取りにフェイスタオルを用いて十分に拭き取ることができた。	り、患者を必要以上に待たせてしまうことになるため、ベッドサイドの環境を把握し、物品を置く位置を事前に考えておく必要がある。
	・⑧下腿に皮膚の乾燥がみられたので清拭終了時に乳液を塗った。	・自分の手の感覚で熱いと感じるよりもさらに熱い湯が適温であった。⑩タオルの絞り方を工夫する必要があると感じた。
3、4、5	・⑨計画どおり実施した。	
6	・背部清拭後に右側臥位の状態で寝衣を入れ込み、臥位にした状態で麻痺側から寝衣を着せたが、うまく着せられず、もう一度体位変換が必要となった。	6 ・更衣時、健側から脱がせ、麻痺側から着せることはできた。しかし側臥位時に寝衣の入れ込みが不十分で、不必要な体位変換をすることになった。寝衣の背縫いを脊柱に合わせ、入れ込むことが必要である。
7	・後頸部と耳介の清拭は介助した。	
8	・石けんの泡立ちはよかった。左上肢を拭く際に届かず、一度自分のほうに患者を引き寄せることが必要となった。	8 ・石けんの泡立ちはよく、汚れを除去するために効果的であった。
9	・計画どおり実施した。	
10	・麻痺側が下になる左側臥位での清拭は短時間ですませられたが、背部清拭の途中で湯を交換していなかったことに気づき、湯を交換したため右側臥位の時間が長くなった。	10 ・背部清拭の途中で湯を変えることになった。⑪湯を変えるタイミングを事前に考えておかないと、患者を待たせ、寒気を与えることにもなるため、今後注意したい。
11	・計画どおり実施した。	11 ・臥床時間が長く、発汗していたことから、背部清拭時に褥瘡予防のためにもパウダーを活用してマッサージと皮膚の乾燥を図る必要があった。
12	・清拭した部分はバスタオルで拭き取りをした。	
13	・陰部の清拭は患者自身ができるということだったため、患者に任せた。	
14	・拭くことに夢中になり言葉がけができなかった。	14 ・患者にとって気持ちよいケアになるよう⑫言葉がけは意識して行う必要があった。

PART II　いろいろなレポート 書き方のポイントと評価の視点

講　評〈評価の視点〉

もっとよくするための アドバイス

下線❼　GOOD! よく表現されていますね。

　実施した結果の良し悪しだけでなく、患者さんへの影響、今後の対策まで記述できています。

　この学生は、清拭の準備段階での考察として、物品の配置を振り返り、合理的な動作ができない配置であったと評価しています。そのうえで、物品の配置がよくないことが患者さんにどのような影響を与えるのかを考え、今後の課題を導き出しています。このようなときは、得意な人はイラストを描いて図示するのもよいでしょう。

下線❽　GOOD! 実施中に気づいた問題点に対処できましたね。

　この学生は清拭中に、患者さんの下腿の皮膚が乾燥していたことに気づき、情報欄にO情報として記述しています。また、実施した内容の欄でも、下腿の皮膚の乾燥に対して乳液を用いて保湿を図ったことが記述されています。もしこの記述がなければ、皮膚の乾燥に気づいたものの、それに対して何も援助しなかったと読み取れてしまいますね。

　このように、実施中に問題視すべき状況に気づいたら、どのように対処したのかを書きましょう。計画に基づいて実施したとしても、患者さんの状態から援助内容の変更や追加が必要となることがあります。その際には実施しながらどのように対処したのかを記述することが必要です。

下線❾　説明はどのようにしましたか?

　計画3には、「患者に清拭の目的・方法を説明し、了解を得る」とあります。これについて、「実施した内容」では、実際にはどのような説明をしたのかを記述すると、その説明が患者さんに合ったものであったかどうかの振り返りにつながります。

　この学生の場合は、計画した内容と異なる内容を実施した場合には、理由を加えて実施した内容を書けているところもあります。一方で、計画内容も具体的ではなく、実施内容も「計画どおり実施した」とだけの部分もあり、これでは振り返りが難しくなります。実施した内容は、なるべく具体的に記載するようにしましょう。

下線❿　どう工夫するのか、具体的に記述しましょう。

　「工夫する必要がある」だけでは、次に計画を立てる際に活かせません。たとえば、「タオルの端を両手で持ち、引っぱるようにしながらねじって絞るようにする」などと具体的に書いておくと、次につながる振り返りになります。

1 基礎看護技術演習記録

下線⓫ **よい気づきです。改善策も書けるとなおよいですね。**

　記述されているとおりですね。湯を交換する必要があるのはどのようなときか考えておきましょう。今回の実施であれば、交換はいつすればよかったのか具体的に書けるとさらによいですね。

下線⓬ **どのようにすれば言葉がけができるでしょう?**

　実施した内容としては「拭くことに夢中になり言葉がけができなかった」、考察では「意識して行う必要がある」としています。次回以降は、拭くことに夢中になっているときでも、患者さんへの言葉がけを意識できるのでしょうか? 対策を考える際には、なぜそうなってしまったのかを考えることが必要です。そして、原因に応じた対策を記述しましょう。

B 患者記録／C 観察記録

実 例 全身清拭・陰部洗浄・寝衣交換の患者記録と観察記録をまとめて取り上げます。

患者記録	・前半、看護師役が緊張していて表情が硬かったため、自分も緊張してしまった。タオルの熱さを確認してくれるだけでもうれしく感じたので、❶どんなことでもいいから言葉をかけてくれると安心できるし、リラックスできると思った。 ・襟元にタオルを掛けたり、綿毛布を掛けるとき、顔にバサバサと風がかかった。❶もう少し静かに掛けてくれたほうがていねいな印象を受けると思うし、気分よく感じると思う。 ・時々タオルの絞り方がもう少し固いほうがよいと思うことがあったが、石けんの泡立ち、拭き方、力の入れ具合はとても上手で気持ちがよく、爽快感があった。❶上肢を拭くときに腕を支えてもらったが、安定感がなかった。左片麻痺の患者であれば、腕に力が入らないのだからしっかり支えたほうがよいと思う。どのように持つとよいのか自分も練習したい。 ・側臥位の際に安楽枕を抱えていたので安楽であったし、安心できた。背部清拭をするのかなと思い待っていたが、お湯を交換しはじめ、背部にバスタオルは掛かっていたが背中が寒かった。湯の交換の間、綿毛布をかけるか、言葉がけがあるとよいと思った。

49

観察記録	・物品の準備はできていたが、バケツをもう少しワゴンの近くに置いたほうが、お湯の交換が速やかにできるし、ひしゃくからの水滴が床に落ちるおそれもないと思った。 ・左上肢を拭く際に手が届かず患者の体を寄せていたが、もう少しベッドを低くするとよかったのではないかと感じた。❷自分のボディメカニクスが十分活用できるようなベッドの高さにしたほうがよいと思った。 ・看護師役の緊張が患者役にも伝わっているのがわかった。拭くことだけにとらわれず、患者に言葉がけができるとよいと思った。 ・湯が冷めてさし湯を何度かしていたが、ベースンのお湯を変えるタイミングは事前に考えておいたほうがよいと思った。また、❷ベースンにタオルを入れた状態で湯の交換を行っても、湯がきれいになっていないように感じた。タオルは絞ってベースンから出した状態で湯を交換したほうがよいと思った。 ・石けんの泡立ちはよく、患者も気持ちよさそうな様子だった。

講評〈評価の視点〉

もっとよくするためのアドバイス

下線❶ GOOD! 患者役になりきったからこそ気づくことができましたね。

　患者役は患者の立場になりきることが必要ですが、学生同士の演習では、お互いに気を遣ってしまうこともあります。

　この学生は、自分で体を思うように動かせずに体を拭いてもらう患者役になりきり、感じたことを記述しています。麻痺がある上肢は自分で力を入れないように患者役に徹していたことで、麻痺側の上肢の持ち方、支えの必要性を感じ記述することができたのでしょう。

下線❷ 観察役として、看護師役が気づいていないことに目が向けられていますね。自分自身が実施する際にもぜひ活かしてください。

　看護師役はなかなか気づくことのできない動作についての観察ができています。また、湯の交換時にタオルをどうするかという、教科書には記載されていないような細かな点まで観察することができています。

　しっかり観察でき、観察したことを言語化できると自分の実践にも活かせると思います。

④ 与薬演習（筋肉内注射）

与薬演習記録

与薬演習記録は、患者の事例設定はせず、看護師役が患者役から評価を受け取り、その内容を含めて自分の技術を評価し記録しています。以下はその実例です。

患者役からの評価・感想

　今回、実際に演習で注射を体験して、注射をする看護師に対して患者は、「この人に注射を任せても大丈夫だろうか」と感じるということに気づいた。"任せても大丈夫"という気持ちが生まれるのは何によるのだろうかと思い、実際を振り返って考えた。もちろん正確な技術は必要であるが、看護師の患者に対する姿勢と言葉がけが大きく影響しているのではないかと思った。

　看護師役が、注射前に説明をきちんとしてくれたこと、患者自身からは見えない部位になされた注射への不安に対して、次に何をするのかという言葉がけをしてくれたこと、痛みの不安に対して痛みが緩和する呼吸法を説明してくれたこと、バスタオルを掛け露出部を最小限にしてくれたことなどから、安心して身を任せることができた。

　気になった点は、あまりにも時間がかかったことだった。部位選定に時間がかかったのだろうと思うが、何をしているのかと不安になるので、手早く行う必要があると思った。露出を少なくするためにバスタオルを掛けてくれることはありがたかったが、そのために部位選定に時間がかかるのなら、選定時には必要な露出はしたほうがよいと思った。

自己評価

　とても緊張していたが、注射を受ける患者役のほうが緊張しているだろうと思い、なるべく言葉をかけることを意識して実施した。その言葉がけは、患者の不安軽減のためには効果的であったと思う。しかし、部位の選定には時間がかかり、患者を待たせてしまった。羞恥心に配慮するためにバスタオルで覆ったが、かえって刺入部位がよくわからなくなった。部位選定のときには必要な露出をし、手早く部位を決めたほうが患者にとってはよいと思った。

　モデル人形では注射器の固定はうまくできたつもりでいたが、人形に比べて人間の体はやわらかく、しっかり固定をしないと刺入角度や刺入の深さが変わってしまうことに気づいた。固定がうまくできなかったので、患者に苦痛を与えてしまったのではないかと思う。

　実施後、ワンハンドリキャップを忘れ、普通にリキャップしようとしてしまった。それは、抜針をしたとたんに技術実施が終了したと思い、緊張感がなくなってしまったからだと思う。抜針で終わりではなく、片づけまで実施に含まれていることを意識し、最も事故につながりやすい針の処理を、緊張感をもって行うようにしていきたい。❶

講評〈評価の視点〉

もっとよくするためのアドバイス

❶ 自己評価はよい視点で記述されていますが、項目別に整理するともっとわかりやすくなります。見返すときにもわかりやすいです。

　自己評価をみると、まず患者役から受けた評価を活用し、振り返りができていることがわかります。具体的には、自分ができなかった内容、注射部位の選定、注射器の固定、注射後の針の始末について記述しています。よい視点で自己評価をしていると思いますが、自分が気になったこと以外については、どのように評価しているのかがわかりません。

　次に実施する前に自分の課題は何か見返すときのことを考えると、もう少し項目化され課題が整理されるとよいと思います。たとえば、注射技術の学習目標の項目に沿って記述してもよいと思います。また、準備、実施、実施後の段階で分けて記述することも一つでしょう。それぞれの技術の要点や、準備、実施前の観察、実施、実施後の観察、片づけなどで分けると、自分の実施したことの全体を流れに沿って振り返ることができます。

　思いつくことや気になることを次々ととりとめもなく記述すると、まとまりのない内容になり、読む側も苦労するものです。簡潔にまとめることも、重要な技術です。

1 基礎看護技術演習記録

基礎看護技術演習記録のまとめ

CHECK!

　基礎看護技術の演習記録は、看護を学びはじめてすぐに書く記録の一つです。初め
のうちは、1枚の演習記録を書き上げるのに多くの時間がかかってしまいます。その
人になぜその技術が必要なのか、どのような方法をとればよいのか、その方法をとる
根拠は何か、を考えながら記述をするのですから当然のことです。しかし、記録を書
く経験を積み重ねることで、徐々に自分の思考過程を表現できるようになっていくの
です。その過程そのものが看護観を培うことにもなります。自分で立案した計画をも
とに看護を実施し、その結果から自分の技術を評価することで、今後の課題を得るこ
ともできます。

　実際に、清拭の課題が何なのかわからなかったという学生から、「記録にして振り
返ることで、患者の体の汚れの程度だけに目を向けて、どのような方法で清拭をした
らよいかと考えている自分がいたことがわかった」とか、「時間がかかるのは物品の
配置がよくないせいであったことがわかった」などの意見が聞かれました。そして次
の計画を立案するときには、「一つの情報から方法を選択するのではなく、様々な情
報から方法を考えられるようになった」「計画段階で図示するようにしたら、時間も短
縮できたし、焦りの軽減につながった」などの振り返りにつながっています。

　書くことを得意とする人ばかりではないでしょう。しかし、自分の行った看護の実
際を記録に残すことは重要なことです。なぜなら、看護師は自ら行った看護を確認し、
それをもとに今後の看護の指針を得るからです。

　基礎看護技術の演習記録においても、自分の技術の課題を得ることができます。こ
れらは、教科書や参考書を見てもどこにも載っていない、あなただけの大切な学習に
なり、技術の上達にもつながるものです。

2 見学実習記録
はじめに：書き方のポイント

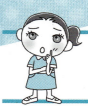

見学実習記録って、どうやって書くの？

▶ **見学実習記録を書くことの目的**

- 見学実習での学びを記録に書いて振り返ることで、自己の考えや課題を明確にする。
- 記録として書き起こすことで、自己の学びを他者と共有する。

▶ **記録物の種類と記録内容（例）**

見学実習の記録物としては主に、実習前に書く「課題レポート」と、実習後に書く「見学レポート」があります。p.60からは、各見学実習におけるレポートの実例を紹介しています。

- **課題レポート**：見学実習に先駆けて、事前に理解しておくと見学時の学びが深まる内容についてまとめるもので、多くは提示されるテーマに沿って書いていきます。
- **見学レポート**：実習目標に沿って、見学内容とその考察、全般的な所感をまとめます。

見学実習記録を書くために、必要なことは？

◎ 実習前の準備①：課題レポートや事前学習に取り組んで予備知識を得る

実習で見聞きする事柄の意味・意図にその場で気づいて正しく理解するためには、ある程度の予備知識が必要です。疑問点などを質問する際にも、質問の答えをきちんと理解するために、専門的な知識が必要とされる場面が少なくありません。

実習の前に課題レポートが課されている場合は、それにしっかり取り組むことで予備知識の整理ができるでしょう。必読文献や参考文献などの指示があれば、それらも活用します。見学先の施設などが作成しているホームページをよく見て最低限の情報を得ることも大切です。なお、課題レポートの最後には参考にした文献やウェブページの情報を記載しますから、調べたときにそのつどメモに残しておきましょう。

課題レポートがない場合も、見学する部門や施設などの役割・機能、そこで働く人々の職種やかかわる対象者の特徴、関連する法律など、必要な事柄を調べて予備知識を得ておきます。

また、質問したいことや疑問に思うことがあればメモに書いておき、実習の場で疑問を解決するよう努めましょう。

◎ 実習前の準備②：見学の目的を把握し、目標を考える

見学実習だからといって、ただ"見ている"だけでは学習になりません。目的をもって意図的に学習することで学びが深まっていきます。課題レポートや事前学習の内容も踏まえ、実習の目標を2〜3つ程度考えておきましょう。そして実習中は、目標の達成に向けて積極的な姿勢で臨みましょう。

◎ 実習中のコツ："なぜ?"のアンテナを張る

見学内容について理解をより深めるには、探究心をもって能動的に学習しようとすることが大切です。実は皆さんは、見学実習のなかで自らが自覚している以上に多くのことを学んでいるはずです。その学びをいかに認識し、自分のモノにできるかどうか、そのカギは、"なんでだろう？""気になるな"と、気づきのアンテナを張ることです。

看護師の実践や行為など、見学実習で見聞きすることのすべてに、その理由・根拠があるはずです。様々な事象について、見たまま、聞いたまま、説明されたままに受け止めるばかりで通りすぎるのではなく、疑問をもったり、時には否定的な意見をもったりするなかで、物事を深く掘り下げて考える習慣が身についていくものです。これが、自分が感じたことを裏づける科学的根拠にたどり着いたり、クリティカルに思考することができるようになったりと、論理的で整理された記録を書くための大切なステップとなります。

PART II　いろいろなレポート 書き方のポイントと評価の視点

▶ 見学レポートの記録項目と記録内容（例）

見学レポートは主に次のような項目から構成されています。

- 見学目標：見学実習が組み込まれている各科目の実習要項などに提示されている実習目標や、それらを踏まえてさらに自分で焦点を絞って設定した具体的な目標を記入します。
- 見学内容と考察：実際に見学した内容を記述します。その内容について、どのように考え、どのような意味があるとわかったのか、何に気づいたのかなど、考察をしてまとめます。
- 所感：見学をとおして感じたことや思ったこと、反省点、課題などを記述します。

▶ 見学レポートの書き方のポイント

上記のレポートの記録項目に沿って、それぞれの書き方のポイントを紹介します。

【見学目標】

◎ 何を書く？

見学目標の項目には、該当科目の実習目標や、それらをもとに自分なりに考えた目標を記入します。

◎ 自分で目標を考える場合の留意点

自分で目標を考える場合は、まず、実習の目的に合致しているかをよく検討します。自分で考えた目標が妥当であるかどうか、教員に確認をお願いしてもよいですね。そして、実習中にどのようにすればその目標を達成できるかを考えながら具体的に立案することも大切です。実際に見学しなくても、文献などを調べれば明らかになるような事柄は、目標としては不適切です。一方で、実習のなかでは達成することが難しすぎる事柄を目標にあげるのも不適切です。

◎ 目標は一つに絞らなくてもOK

なお、目標は複数あってかまいません。たとえば達成の難しさが異なる目標をいくつか考えるなどしてもよいでしょう。

【見学内容と考察】

◎ 何を書く？

見学内容の項目には、実際に見学したり説明を受けたり体験した内容を記録します。それらについて自分の考察したことがあれば、考察であることがわかるように「○○と考え

る」などと書くようにして見学内容とは区別をつけることがポイントです。

◎ 内容の整理のしかた

見学する内容はたくさんありますから、何からどうやって書けばよいかと悩むこともあるかもしれません。そこで、目標ごと、あるいは内容ごとに分類するとまとめやすくなります。

目標ごとに分ける場合は、実習中も目標を意識しながら見学し、メモを取るときは目標達成につながりそうな内容に印をつけておくなど工夫するといいでしょう。また、目標にあげたこと以外に、実習の目的と合致するような内容を見学して学んだ場合には、まだ書くスペースがあれば「その他」として最後に書くようにしましょう。

見学内容ごとに分ける場合には、たくさんの見学内容をグループ分けし、グループごとに項目名をつけながら書くと、整理されて考察もしやすくなります。

◎ 箇条書きで書く

書き方のスタイルは、内容に応じてより整理しやすい方法を考えます。特に指定がなければ箇条書きがわかりやすくてよいでしょう。あるいは、たとえば目標が「△△について考察する」などの場合には、段落分けしながら文章として書くとよいでしょう。

◎「見学内容」は客観的に書く。反対に、「考察」は事実を羅列するだけではダメ

見学内容（見たことや説明を受けたこと）は、客観的な情報として正しく記載しましょう。自分の主観が含まれないように書くことが大切です。

一方、考察としては、実習での経験や見たこと、聞いたことを羅列するだけでは不十分です。見学内容の繰り返しになってしまいます。実習で見た・聞いたことにはどのような意味があり、どのような影響をもたらすのかなどを考え、そう考えた根拠を示しながら明らかになるように記述します。

【所感】

◎ 何を書く？

実習全体をとおして感じた自分の思いや総合的な意見、心に残った一場面に対しての印象などをまとめます。見学実習をとおして様々な場で医療・看護に触れた率直な思いを表現してください。

目標達成度から実習全体を振り返って書いたり、実習での自分の行動や態度を省みる機会としてもよいでしょう。改善すべき点だけでなく、誇るべき点も含めて自分自身を客観的に見つめて表現してみましょう。

◎ 自分が感じたことを掘り下げる

自分が感じたことについて、なぜそのように感じたのかまで振り返って書くことを意識してみましょう。そうすることで様々な事柄に対する自分の価値観が形成されて視野が広がったり、自身の課題を明確化していくことができます。今後への動機づけにもなるでしょう。

2 見学実習記録
① 外来部門見学実習

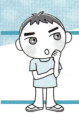

外来部門見学実習って、どんな実習？

▶ 実習で学ぶ内容、実習の目的

- 外来部門における看護の役割と機能、態度や倫理について、実際の体験をとおして理解する。
- 外来部門における看護業務の実際を見学することで、講義で学んだ知識を具体的にイメージできるようにする。
- 今後、入院部門での臨地実習を行うにあたり、入院前の患者さんをとらえるうえでの一助とすることができるようにする。

　外来部門見学実習は、診療部門の見学実習などと合わせて基礎看護学実習の一部として行うことが多いでしょう。主に成人期や老年期の患者さんの外来診療の実際を見学します（小児の外来部門実習については、p.156を参考にしてください）。

　外来部門に勤務する看護師は、その日の初診患者さん・再診患者さんの情報を把握し、必要に応じて観察やコミュニケーションから優先順位を考えて医師の診察へスムーズにつなげたり、診察時の患者さんの介助を行ったり、待合室での患者さんの対応を行うなど、その役割は多岐に渡ります。

　見学する実際の活動内容から、外来看護師の役割について理解し、その後の病棟実習につながる学びが得られるようにしましょう。

2 見学実習記録
①外来部門見学実習

▶ 実習での学びを深めるために、大切なことは？

◎ 事前学習のポイント

外来部門での見学実習を効果的に行うために、事前学習として調べておきたい項目は以下のとおりです。

- 病院における外来部門の役割
- 外来における看護師の役割
- 外来部門で働く人の職種とそれぞれの役割
- 各科外来の対象者の特徴

◎ 見学内容の考察の視点

見学をとおして、外来部門の役割によってもたらされる患者・利用者・病院への効果、患者・利用者を取り巻く環境や社会的背景、社会や地域における医療・看護の役割、看護観などについて考えられるようにしましょう。

▶ 記録を書くためのポイント

◎ 考察のしかた

ここでは、難しさを感じる人が多いであろう、「考察」について、具体例をあげて説明します。次の文章をみてください。

> ① 外来看護師にとってあいさつも仕事の一部である。
> ② 外来看護師は、患者の受診の順番を確認・調整していた。
> ③ 外来看護師は患者からの質問に対していねいに答えていた。

これらは、一見すると見学をとおして学んだことを述べているように読めます。ところが実は、①は「外来看護師が患者に挨拶をしていた」、②は「外来看護師が受診の順番の管理をしていた」、③は「外来看護師が患者の質問に答えていた」という事実しか伝わってきません。見学内容を述べているにすぎないのです。

では、考察が加わるとどうなるのか、修正案をみてみましょう。

> 外来の看護師は、一人ひとりの患者にあいさつし声をかけることで、声の調子や表情から受診への緊急度や患者の重症度を判断し、受診の順番を調整していた。これにより重症者を必要以上に待たせることを防いでいるのだと考える。また、看護師から声をかけられることで患者の表情は緩み、「聞きづらいのだけど……」と前置きをしながらも質問をする場面がみられた。このことから、外来看護師のあいさつには精神的な苦痛や不安の緩和に働きかける効果があると考える。

このように書くと、見学内容について何をどう考えたのかがよくわかります。外来看護師の働きにどのような意味があるのか、それが患者さんにどのような影響を与えているのか、患者さんの反応を交えることで根拠が加わり、明らかになりますね。

59

PART II いろいろなレポート 書き方のポイントと評価の視点

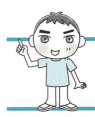

実習記録の実例と講評

見学レポート

 外来部門見学実習の見学レポートを取り上げます。

見学目標
1. 外来の看護師の業務内容を知る。 2. 消化器疾患特有の検査を見学できる。 ❶

見学内容と考察	
1) 目標1についての見学内容	〈消化器外来での看護師の業務内容〉 ❷ ・患者の応対をし、症状の聴取や案内を行っていた。 ・医師の診察内容の把握、医師の補助業務を行っていた。
2) 目標2についての見学内容	〈内視鏡検査室での上部消化管内視鏡検査の見学〉 ❷ ・検査の説明や薬剤の投与などの補助業務を行っていた。 ・検査前、検査中、検査後に患者の様子を観察していた。
3) 考察	外来受付では、看護師が自覚症状の聴取を行い、問診票への記入と体温・血圧の測定を患者に依頼し、受診の順番の調整を行っていた。❸ [受付のときと診察のときに、患者への名前の確認を看護師と医師とで行い、❹一番最後に診察券の番号で❹普通に確認して、この患者で間違いがないかを何度も確認することで患者誤認を未然に防ぎ、医療事故が起こらないよう徹底していることを学んだ。] ❺講義で学んだリスクマネジメントの実際の場面をみることができた。 　ホームヘルパーの付き添いのもとで受診していた❻田中さん（87歳）は、❼「2週間くらい前からお腹が痛くて食欲がわかないんです（泣）」と言っていた。看護師は田中さんの気持ちに寄り添うよううなずき、時折タッチングを交えながら話を聴いていた。そうすることで、田中さんの表情も少し和らいだように感じた。❽医師の診察時、ホームヘルパーは田中さんの隣で時々医師からの質問に答えていた。 　上部消化管内視鏡検査を実施する前に看護師が問診票を渡し、記入項目を確認していた。既往歴・食事摂取の有無などが記載されていた。この検査には出血の合併症があるため易出血性のある疾患や作用薬剤の内服の有無を知る必要があることを学んだ。❾また、胃の運動を抑制するために使用する薬剤が使用可能かを判断するために心疾患・緑内障・前立腺肥大・糖尿病の有無を確認していた。すると緑内障と前立腺肥大が該当したため、通常使用する「ブスコパン®」という薬剤が使用できず、今回は「グルカゴ

60

| | ン」を使用することとなった。ブスコパン®とグルカゴンにはそれぞれ使用禁忌の疾患があることを看護師から説明を受け学んだ。
検査中の患者は苦痛表情を浮かべており、⑩看護師はきちんと患者の様子を観察しながら、患者を励ましていた。検査終了後にも患者のバイタルサインを測定し、身体状態に変動がないかを確認し⑪患者に労いの言葉をかけていた。|

所感

看護の実践には、疾患の知識だけでなく、治療や検査、薬剤、栄養など様々な知識が必要だと感じた。⑫まだまだ学習が不足していることが多いため、少しずつ深めなければならないと感じた。

患者やその家族の生活は、看護師や医師などの医療従事者だけでなく、保健福祉従事者も協働して支えていることを改めて学ぶことができた。特に高齢者の生活支援は社会的需要がますます高まると考える。⑫私も看護学生として地域の高齢者の生活を支える活動に協力したいと感じた。

講評〈評価の視点〉

もっとよくするための アドバイス

❶ 目標は明確に表現しましょう。

まず、目標1についてですが、外来看護師の業務内容は多岐に渡るため、1回の実習でそのすべてを知るのは難しいでしょう。事前学習で学んだなかから興味がわいた部分や、文献学習では理解が難しかった部分に焦点を当て、より具体的に目標を設定しましょう。目標2では、検査の見学によって何を学ぶかまで具体化できるともっとよいでしょう。

次のように、各目標について具体的な内容を付記すると、整理しやすくなります。

---

1) 外来の看護師の業務内容を知る。
- 患者が外来を受診し診察を受けるなかで、看護師はどのようなかかわりをとおして看護を実践しているか見学することができる。
- 外来看護業務におけるリスクマネジメントについて学ぶことができる。

2) 消化器疾患特有の検査を見学できる。
- 内視鏡検査、超音波検査、生検、造影検査を受ける患者への看護を見学することができる。
- 検査を受ける患者の実際を見学し、身体侵襲について学ぶことができる。

PART II　いろいろなレポート 書き方のポイントと評価の視点

❷ 　見学した内容を、具体的にあげてみましょう。

　1日のなかで見学した事柄は、これだけではないはずです。見学内容を具体的に記述することで、1日の学習内容を系統的に考察することができます。

下線❸ 　一文は簡潔に短くしましょう。読み手にも伝わりやすくなります。

　一文が長く、時系列が整理されておらず、主部と述部の関係も成立していません。文章を分けてわかりやすく整理し直しましょう。

下線❹ 　正しい日本語を使用しましょう。

　二重表現（重ね言葉）や日常の話し言葉は、会話のときには気にならないことも多いため、レポートでもつい使用してしまうかもしれません。しかし、厳密には日本語として正しいものではありませんので、レポートでの使用は避けましょう。

　「一番最後」は、"一番"と"最"とで同じ意味が重なっていますから、「一番あと」あるいは「最後」とするのが正しい表現です。「普通に」という言葉は、いわゆる若者言葉の一つとされますので、避けたいところです。

下線❺ 　よい視点ですね。講義での学びと実習での学びを結びつけることは大切です。

　実習で体験したことを、講義で学んだことに戻って結びつけてとらえることは、知識の定着のために大切です。こうした機会に、講義の復習も兼ねて再学習しましょう。

下線❻ 　個人を特定できる情報は記述しないようにしましょう。

　記録には、患者さんの個人情報に当たるものは記載しません。個人名は出さずに、「患者」または「Aさん」などと表現しましょう。また年齢も、考察するうえで正確な数字が必要でなければ、「80（歳）代」などとしてよいでしょう。

下線❼ 　記録はメールとは違います！「（泣）」などは使用しません。

　皆さんが友人や親しい人とメールなどをするときには、自分の感情を表現する際に、記号や簡略化した文字、顔文字などを使用することは多いかもしれません。しかし、それらを記録で使用するのは不適切です。患者さんがどのような様子であったか、どういう表情で話していたのか、正確に文章で表現しましょう。

下線❽ 　ホームヘルパーの役割まで、考察しましたか？

　この患者さんにとって、ホームヘルパーはどのような存在なのでしょうか。患者さんの健康を支えるうえで、どのような役割を担っているかまで考え、考えた結果を記

述できるとよいですね。

下線❾ 思考を広げ、見学を通じて得た知識をもっと深めましょう。

検査で使用する薬剤の効果・副作用・禁忌について、知識を得られたことがわかります。ここからさらに思考を広げるためには、検査の目的・方法・合併症や禁忌事項、使用する薬剤の作用機序を調べましょう。すると、上部消化管内視鏡検査に関するいろいろな知識が関連づけられ、より深い学習となります。

下線❿ 根拠となる事柄を添えて論理的に記述しましょう。

「きちんと」とありますが、何をもってきちんと観察ができていると判断したのでしょうか。その根拠が記載されていません。曖昧な表現は避けましょう。

たとえば、患者さんが苦痛の表情を浮かべていることを受け、看護師はその苦痛の程度を客観的に測るために、血圧や脈拍などバイタルサインを測定し、身体状況の把握に努めるはずです。また不安や緊張などの感情が患者さんの身体状況に影響することを踏まえ、安心させるような声かけを行うことでしょう。こうした看護師の看護実践の一つひとつを添えて考察すると、「きちんと」に込められた内容が表現されるはずです。

下線⓫ 看護師の視点から、患者さんへの声かけについて考えましたか？

看護師として、自分ならこの場面で患者さんにどのような声をかけるか、考えてみたでしょうか。上部消化管内視鏡検査では、患者さんは咽頭反射のためにえづいたり、緊張が強いと苦しくなることがあります。苦痛に耐えて検査を受ける患者さんに対して感じたことや、あなたの考える看護師のあるべき姿を表現できるとよいでしょう。

下線⓬ 見学実習での学びを、自分自身の立場から表現できていますね。

自らの課題として明確になったことが記述されており、今後の学習の動機づけとすることができていることがわかります。また、見学実習で得たことを実生活に反映させようとする姿勢はよいことですね。

2 見学実習記録
② 看護補助者業務見学実習

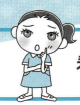

看護補助者業務見学実習って、どんな実習？

▶ 実習で学ぶ内容、実習の目的

◎ **看護補助者の役割や、看護師とのかかわり、またそれぞれの職種の違いを学ぶ。**
　看護補助者業務見学実習は、基礎看護学実習の一部として行うことが多いでしょう。
　看護師と看護補助者（看護助手、クラーク）はそれぞれの役割を果たしながら、互いに連携を図って患者さんの入院生活を支えています。見学をとおして看護助手やクラークの実際の活動内容を知り、そこから各職種の役割とその違いを学びましょう。

◎ **看護助手の活動内容を見学し、その役割を理解する。**
　看護助手は、看護師と連携しながら直接的（患者移送など）・間接的（ベッド移動、ケア物品整備など）に患者さんにかかわります。見学する実際の活動内容から、看護を支える看護助手の役割について理解しましょう。

◎ **クラークの活動内容を見学し、その役割を理解する。**
　クラークは直接的（受付、電話対応など）・間接的（書類や検体の管理、受診手配など）に患者さんとかかわっています。業務の範囲は病棟内に留まらず、他部門とも関係する職種です。見学する実際の活動内容から、診療を補助するクラークの役割について理解しましょう。

2 見学実習記録
②看護補助者業務見学実習

▶ 実習での学びを深めるために、大切なことは？

◎ 行われている行為の意味を考えながら見学する。

　看護補助者の仕事の様子を見学していると、多様な業務を目にしますが、どの行為も患者さんにつながっているものです。行われていることの意味を自分なりによく考えたり、わからないことは質問するなどして学びを深めましょう。

◎ 実習目標を意識し、達成のために積極的な姿勢で臨む。

　看護補者業務見学実習は、病棟で実習の指導者へ自分の目標を伝えるところから開始します。その後は看護助手やクラークと一日共に行動しながら見学していきますので、わからないことや見学できなかったことがあれば、指導者へタイミングをみて質問するようにしましょう。

▶ 記録を書くためのポイント

　実習中は見学に対する自分の学習目標を日々立案し、見学した内容を振り返って記録をしながら学びを深めていきます。

　記録にあたって実習中に着目したいポイントは、①看護補助者の実際の活動内容と②看護師との連携を通じた医療・看護の提供です。実施されていた内容からその意味を考えてみたり、その考えが正しいかどうか質問を通じて確認することで、実際に見学した"何が行われているのか"という部分と、"なぜ・何のためにそのような方法で実施されるのか"という行為の目的・意味を明確にできるよう意識しながらまとめましょう。

PART II　いろいろなレポート 書き方のポイントと評価の視点

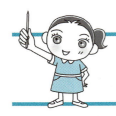

実習記録の実例と講評

見学レポート

 看護補助者業務見学実習の見学レポートを取り上げます。

見学目標
1. ❶看護助手の業務の内容と、それらがチーム医療のなかでどのような役割を担っているのか理解できる。 2. 看護助手業務における、患者の❷安全を守るための取り組みを❸見る。 3. ❸積極的に質問できる。

見学内容と考察	
1) 目標1についての見学内容	
・ケアの補助	・看護師から依頼を受け、補助を行う。❹ベッドからストレッチャーへの移動やリフトバスなど看護師が1人でできないことを一緒に行って助けていた。 ・❺検査前後の患者の送り迎えを行う。
・物品補充・運搬	・❺病棟に常備されている手袋やスピッツ、消毒薬などの数を確認し、在庫が少ない物品は取りに行き、補充を行う。 ・❺検査室へ検体を提出したり、薬剤部に薬剤を受け取りに行く。
・ケアの準備・片づけ	・❺リフトバスを行うための準備や実施後の浴室、使用物品の後片づけを行う。 ・❺手術後のベッドやストレッチャーの準備をしたり、ガーグルベースンや歯ブラシなど口腔ケアの準備を行う。
2) 目標2についての見学内容	
・使用物品の消毒	・❻患者さんに使用した陰部洗浄用ボトルをスポンジで洗い、0.01%次亜塩素酸ナトリウムに1時間浸したあと乾燥させる。消毒液や消毒時間は物品の用途に応じて考えられていた。感染症のある人に使ったものではないが、どの人が感染していたとしても他の人へ移さないようにするため、必ず1人ごとに消毒を行い感染を予防していた。

66

3）目標1についての考察	物品補充やケアの準備・片づけなどを行って、看護師がすぐケアできるようにしていた。❼このような細かなことの積み重ねによって看護師がケアに専念できるのだと考える。 　また、看護助手の仕事は病棟内での業務に比べて病棟外で行う外回りの業務が多く、❽病棟と他科の重要な連絡の役割や患者の状態に応じて❾看護師の依頼を受け、1人でできないことを共に行い、看護師を手助けする役割も担っていた。
所感	
看護助手の業務を初めて見学して、業務内容が多くて大変だなと思った。いつも動いていてとても忙しそうだった。❿ずっと立っていたので自分も疲れてしまったけれど、たくさんのことを教えてくれるAさんと一緒に行動していたらあっという間に夕方になっていた。 　⓫今日はメモを取るのに精一杯で質問できなかったので、明日はもう少し積極的にわからないことを聞いていきたいと思う。	

講評〈評価の視点〉

もっとよくするための アドバイス

下線❶ GOOD！この実習の目的・目標から、自分なりの目標を考えることができています。

　看護補助者の役割理解という実習の目的と一致しています。「チーム医療のなかで」という文言があることで、見学した業務内容と他職種の業務との関連性を考察し、看護助手の果たす役割を明らかにする意味を含ませることができています。
　実習目標に、「患者の事故防止」や「感染予防」などの内容がある場合は、目標2のように設定するのもよいでしょう。

下線❷ 「安全を守る」とは具体的にどのようなことを言っていますか？

　「安全」は非常に幅広い概念です。「患者の感染・事故防止のために」などとしたほうがより具体的で学ぶ視点が明確に表現されます。

下線❸ 「見る」「質問する」ことは、学習目標といえるでしょうか？

　行動や態度面の目標があがっています。しかし、見たり質問したりすることは、学習のための手段の一つですから、その手段を行うことを目標とするのは好ましくありません。見学実習の日々の目標では、実習目標から学ぶ内容を確認し、「○○がわか

PART II いろいろなレポート 書き方のポイントと評価の視点

る」「△△を理解できる」などと表現するとよいでしょう。

下線❹　看護師が1人でできないケアなら、何でも手助けしていましたか？

看護師1人では困難なケアであれば、どのようなケアでも看護補助者と実施するのでしょうか？看護補助者と一緒に行うケアに腰椎穿刺の介助なども含まれるでしょうか？この書き方では、疑問が残ってしまいます。どのようなケアを一緒に行い看護を手助けしているのか、より具体的な内容まで明らかに記述できるとよいですね。

下線❺　見たことのみではダメ！ 目的や注意点なども記述しましょう。

書いている内容が、こうだった、ああだった、と見たままになっていませんか？出来事を転写するように書くのではなく、目的などを添えて実施されている内容の意味を明らかにすることが必要です。看護補助者の行為や業務について、それを行う目的も、実習のなかで聞いているのではないでしょうか。もしそのときわからなければ、質問をしましょう。

下線❻　GOOD！よく書けていますね。

見学内容と、その行為の目的や注意点などが具体的に明らかになっています。

下線❼　GOOD！目標に沿った考察が書けていて、一貫しています。

看護補助者の役割の理解という目標の達成のため、見学した業務内容から看護助手の役割について考えることができてます。この部分では、看護助手の業務内容である「物品補充」「ケアの準備・片づけ」などの意味を、他職種（看護師）の業務との関連性も踏まえて考察できています。

下線❽　「重要な連絡の役割」とは、何ですか？ なぜ"重要"と考えましたか？

ここは、見学内容に関連する内容があまり記載されていません。物品の補充や患者移送などの業務については書かれていましたが、それはここでいう「重要な連絡の役割」ではないと思われます。「目標」と「見学内容・考察」をつなげてとらえ、なぜそう考えるのか、根拠となる事柄を提示しながら明らかにしましょう。

下線❾　見学した事柄を、考察できていますか？

看護助手が、看護師のケアに一緒に入ることの意味を考えてみてください。「1人でできないことを共に行い、看護師を手助けする」ことは、患者さんにとっての安全・安楽という側面からの行為だとは思いませんでしたか？

また、看護師1人でできないことを、"看護師2人で"行うのではなく、看護助手と

看護師とで行っていますが、それにはどのような意図があるのでしょうか？看護助手の助けがあれば行うことができる内容であれば、そうすることでほかの看護師の負担を軽減し、その間に別のケアを行えるかもしれません。

"なぜそうするのか？" "これにはどんな意味があるのか？" と、見学した内容から考えていきましょう。

下線⑩　実習目標に関することを、一言でもいいので加えましょう。

生き生きと実習に取り組んでいる姿が目に浮かぶような、率直な感想が書かれています。意欲的に実習に取り組んでいたことがわかりますし、決してこれではダメだというわけではありません。

しかし、見学した内容に関して感じたこととしては、目標と照らし合わせてどう感じたのか、わかったことは何だったかなども加える必要がありますね。看護助手について、「大変そう」「忙しそう」ということ以外に、その役割について何か感じることがあったと思いますから、その点について述べられているとよかったと思います。

たとえば、次のように書けるとよいでしょう。

看護助手の業務を初めて見学し、業務内容の多さと大変さに驚いた。忙しいなか私たちに一つひとつていねいに指導してくださった。

患者にケアをするのは看護師だと思っていたが、看護助手は看護師と一緒にケアをしたり、ケアの準備や片づけ、環境を整えるなど看護師と一緒になって患者の生活を見えないところでも支えていることがわかった。患者が少しでも快適で安全に入院生活を過ごせるように、看護師になってからも看護助手と協力しながら頑張っていきたいと思う。

下線⑪　GOOD！翌日につながる自分の課題を明らかにできています。

一日を振り返り、翌日の自分の課題を具体的に書けています。

翌日の課題は、一日を振り返って見出されたことであれば、学習内容でも態度面でも、どのような内容でもよいのであげておきましょう。

2

見学実習記録
③ 施設見学実習

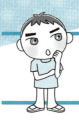

施設見学実習って、どんな実習？

▶ 実習の位置づけと、学びを深めるために大切なこと

◎ 実習の目的をよく理解して臨む。

　施設見学実習は、学校によって見学する施設や期間、科目の設定が異なると思われますが、多くは成人看護学や老年看護学、在宅看護論の実習の一部として、あるいは講義の一部としてカリキュラムに組み込まれているでしょう。見学先は、リハビリテーション施設や高齢者施設、訪問看護ステーション、市町村保健センター、地域包括支援センター、また救急車同乗など、様々です。

　該当する科目の目的に沿って、施設見学実習の目的も明示されていると思います。施設見学をとおして何を学ぶべきなのか、その目的を事前によく把握したうえで臨むようにしましょう。

◎ 対象者と接する場面での留意点

　訪問看護ステーションでの見学実習は、グループ単位やクラス単位など複数名で施設内を回る実習とは異なります。基本的には少人数の学生に対して指導者１名がつき、在宅療養者の自宅を訪問して療養者とかかわります。見学にあたっては身だしなみや言葉遣いなどのマナーにも十分注意しましょう。

　また、名目としては見学実習であっても、訪問看護や高齢者施設などの現場では、療養者と直接話をしたり、基本的な日常生活援助などを実施することもあります。事前に実習内容を担当教員に確認し、想定される技術の練習や対象者の特徴をおさえるなど、準備をして実習に臨むようにしましょう。

▶ 記録を書くためのポイント

◎ 見学先でのメモの取り方を工夫する。

　施設見学は限られた時間のなかでスケジュールに沿って次々と進んでいきます。そのなかでビデオ視聴や職員の方からの説明などもあり、基本的に一度しか見たり聞いたりすることはできません。見学中は要点や重要な数字（データ関連）、そのときに感じたことなどを簡潔にメモに書いていきます。ただし、メモを取ることに集中してしまうと、本来の目的である「見る」「聞く」「考える」といったことがおろそかになってしまうため、気をつけましょう。

　どうしても聞き逃してしまった重要事項や疑問点などは、最後に質問の時間があればそこで聞くようにしましょう。もし質問の時間が設けられなかった場合も、説明が終わったタイミングを見計らって質問し、疑問が解消できるようにしましょう。

◎ 対象者がいる実習での記録の留意点

　訪問看護ステーションや救急車同乗実習の記録では、基本的な見学実習の記録（「見学目標」「見学内容と考察」「所感」から構成される見学レポート）のほかに、対象者の情報（病態や治療、現在の状況など）を簡潔にまとめる記録があります。対象者の状態を的確にとらえられるよう、必要な情報を収集し、項目に沿ってまとめるようにしましょう。

PART II　いろいろなレポート 書き方のポイントと評価の視点

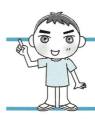

実習記録の実例と講評

課題レポート

 老年看護学実習の一貫として行う国立ハンセン病療養所での見学実習における課題レポートを取り上げます。テーマは「ハンセン病の病態理解」です。

1. ハンセン病について 1）病態生理	ハンセン病は抗酸菌の一種であるらい菌の感染が原因で起こる慢性疾患である。らい菌の感染力は弱いが、菌が体内に侵入して感染が成立することで、神経や皮膚に障害を起こし、さらに他臓器へと障害が進行していく。 　神経のなかでも特に末梢神経が侵されるため、顔や手足などの知覚や運動が麻痺し、それによって拘縮など様々な身体障害を合併する。❶また皮膚にも多彩な皮疹、結節を生じ、治療が遅れると眉毛や頭髪の脱毛も起こります。
2）病型	ハンセン病は、らい菌に対する生体の免疫反応によっていくつかの病型に分類されている（Ridley － Jopling 分類）。❷発病初期でハンセン病特有の症状が乏しいⅠ群から、その後自然治癒するか、または進行して、らい菌に対し免疫能が高いTT型、まったく反応しないLL型、それらの中間のB群（BT型、BB型、BL型に細分する）に進んでいく。 　また菌数による分類では、少菌型（皮膚スメア陰性か、皮疹が1〜5個）か、多菌型（皮膚スメア陽性か、皮疹が6個以上）に分けられる。

72

講評〈評価の視点〉

もっとよくするための アドバイス

下線① 文献の丸写しになっていませんか？文体を統一して書きましょう。

　文献は、書かれていることをそのまま書き写すのではなく、内容をよく読んでまとめながら書くことで、テーマ・課題についてのより深い理解につながります。
　様々な文献を活用することはよいことですが、文献によって文体も異なるでしょうから、書くときは文献ごとの文体に引きずられないよう、レポート全体で統一しましょう。課題レポートは学習内容をまとめるものですから、人に説明するような「〜です」「〜ます」という文体ではなく、「〜である」「〜だ」のほうが適切です。

下線② 文章だけでなく、図や表なども活用してみましょう。

　文献に書かれている内容を図や表にすることで、物事の関係性や順序性などがより明確になり、思考が整理されていきます。文献にすでに図や表がある場合には、それらを活用するとよいですね。その際、出典明示を忘れないようにしましょう。
　この例では下図のように図示することができます。

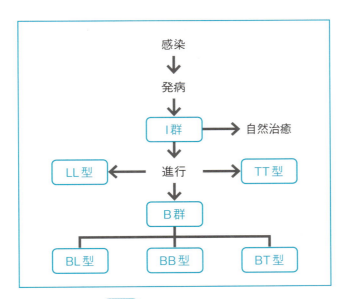

図 ハンセン病の病型分類

（参考／国立感染症研究所ホームページ，ハンセン病 医療関係者向け情報，http://www.nih.go.jp/niid/ja/leprosy-m/1841-lrc/1707-expert.html，2015年10月13日閲覧）

見学レポート 1

 p.72の課題レポートと同じく、国立ハンセン病療養所での見学実習の見学レポートを取り上げます。

見学目標
1. 過去から現在におけるハンセン病療養所の役割、ハンセン病の治療・看護について理解する。 2. ハンセン病問題をとおして人権について考察する。

見学内容と考察	
1) 見学内容 ❶	〈施設敷地内の見学〉 ・病院→不自由者棟→給食棟→洗濯棟→宗教地区→入所者地区の順で見学した。 ・給食棟で入所者全員の食事が作られ、各入所者の元へ届けられている。 ・入所者や職員だけでなく、施設外からの自転車や車も敷地内を行き交っていた。 〈ビデオ視聴〉 ・子どもに遺伝するかもしれないという考えから、結婚する入所者に対しては、断種手術や堕胎手術が行われていた。 〈語りべのお話の聴講〉 ・特効薬ができて病気が治っても、法律に退所の規定がないためにほとんどの人が施設を出られず、社会に出ることもできなかった。 〈資料館内の見学〉 ・かつて日本では「らい予防法」という法律によって隔離政策がとられ、ハンセン病患者が全国の各施設へ強制収用された。 ・平成8年に「らい予防法」が廃止され、「らい予防法の廃止に関する法律」が制定された。
2) 目標1についての考察	・敷地内には、外来棟や一般病棟があり、何かあればいつでも受診や入院できる環境が整っていて、入所者の安心につながっている。
3) 目標2についての考察	・ハンセン病における差別の背景には、ハンセン病についての誤解があるため、正しい知識をもつことが重要である。

所感
ハンセン病患者さんが経験したことや思いは言葉だけでは語り尽くすことのできないものだと思う。このようなことを繰り返さないために、❷<u>ハンセン病についての正しい知識をもつことが大切だと思った。</u>

2 見学実習記録
③施設見学実習

講 評 〈評価の視点〉

もっとよくするための アドバイス

❶ 見学内容は目標ごとに書きましょう。

　見学内容を見学した順に書くことは必ずしも間違いではありません。しかし目標に沿って書くと、目標ごとにより関係の深い内容を中心に書くよう自然と意識づけられるため、見学した内容が整理され、効果的な学習につながっていきます。

　たとえば、目標1についての見学内容であれば、施設の役割について過去と現在を比較して次のように書けるでしょう。

　「ハンセン病療養所は、平成8年まではらい予防法に基づきハンセン病患者の隔離・収容を目的としていた。しかし現在では患者の隔離は行われておらず、施設外からの自転車や自動車が行き交う光景も見られ、施設内外の交通も自由になっている。」

　また現在のハンセン病療養所の役割について学んだのであれば次のように書くことができます。

　「現在のハンセン病療養所の施設内には、病院や不自由者棟以外にも給食棟や洗濯棟など様々な設備があり、必要な治療や看護、介護が受けられるだけではなく、職員による配食サービスや安否確認が行われるなど、ハンセン病の後遺症をもった高齢者が生活しやすい環境となっている。」

　考察は、見学内容全体に対する場合は、この例のように「見学内容」とは分けて書き、一つひとつの見学内容ごとに考察した場合は「見学内容」とセットにしてまとめて書くとわかりやすくなります。

下線❷ 所感が、「見学内容と考察」で述べたことと重複しています。

　所感のなかで、自分が素直に感じたこととしてハンセン病について正しい知識をもつことの重要性を書いています。決して悪いことはありませんが、目標2の考察としてすでに述べていますから、あえて同じことを繰り返す必要もありません。

　このような場合は、別の視点から所感を書くか、たとえば「隔離の容認を国としてだけの問題と捉えるのではなく、社会全体の責任として捉え、私たち一人ひとりが無関心を決め込むのではなく、よく考えて意見を発信していかなければいけないと感じた」などと、一歩踏み込んで自分が思ったことを書いていきましょう。

PART II　いろいろなレポート 書き方のポイントと評価の視点

見学レポート2

 成人看護学実習の一貫として行う職業リハビリテーションセンターでの見学実習における見学レポートを取り上げます（課題レポートは省略しています）。

見学目標
1. どのような人が施設に入所しているのかを理解する。 2. 障害者が利用しやすいよう工夫された、施設の構造・設備の特徴について理解する。 3. ❶どのような支援が行われているのか学ぶ。

見学内容と考察	
1) 目標1についての見学内容と考察	・施設には障害のある方が入所されているが、障害者であればだれでも入れるわけではない。職業訓練に必要な基礎学力や健康状態、適性などについて職業評価がなされ、その結果、可の判定を受けた人のみが入所して訓練を受けることができる。
2) 目標2についての見学内容と考察	・❷宿舎は障害の種類によって2つに分かれていた。 ・肢体不自由者で車椅子を使用している方が利用する浴室は、車椅子から更衣室にスムーズに移れるよう、車椅子の高さに合わせて床が高くなっていた。
3) 目標3についての見学内容と考察	・職業訓練においては、個別カリキュラムによる訓練が行われており、さらに職業人としてのビジネスマナーや就職先が決まった人に対しては実際に担当する業務に合わせた訓練ができるよう支援が行われている。 ・職業訓練のほかに、訓練生に対して適切な職業選択や求人情報を提供するなどの職業指導・就職支援や、雇用主への相談支援なども行っている。

所感
施設内には様々な工夫が施されており、対象の状態に応じて、施設の構造や設備を整えていくことの大切さを実感できた。自分が病院で患者さんとかかわる際にも同じように、患者さんにとって生活しやすい環境を整えていきたいと思った。❸駅からも遠くて歩き疲れたが、今日はいろいろ学ぶことができてよかった。

講 評〈評価の視点〉

もっとよくするための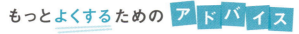

下線❶ 目標の視点を絞りましょう。

　リハビリテーション施設において、実際にどのような支援が行われているのかと、支援内容に目を向けたことはよい視点です。しかし漠然としていて、見学した膨大な内容からレポートとして何を書けばよいか迷ってしまうかもしれません。
　たとえば、事前の課題レポートを書くなかで、その施設で職業訓練を行っていることがわかったのであれば、「職業訓練において」あるいは「職業訓練以外に」という言葉を加えるだけでも、目標の視点は絞られます。

下線❷ 具体的にはどのように分かれていたのでしょう？

　この文章からは、障害の種類ごとに宿舎が分かれていることはわかりますが、具体的な障害の分類や、分かれている理由が不明確です。
　たとえば「肢体不自由者と視覚障害者では宿舎が分かれている。その理由として、肢体不自由者の車椅子と視覚障害者との接触防止が考えられる」などと書くと、学習内容を整理できていることがわかります。この場合には障害の種類をすべてあげる必要はありませんから、メモがとれた一部だけでも書けるとよいでしょう。また宿舎が分かれている理由について説明が聞けなかったならば、障害の分類をもとにその理由を自分なりに考察してみましょう。

下線❸ 不満をもらしたり、批判めいた文章にならないよう注意しましょう。

　この表現は、学生の主観ばかりの消極的な態度ととれます。看護学生として、物事を批判的に（クリティカルに）見る視点はとても大切です。見学したことを、何でもそのまま受け入れるのではなく、"なぜだろう？"と疑問をもつことで、その背景や理由まで目が向き、学びは深まっていきます。ただしここでいう「批判的」とは、物事を否定したり批評することではなく、より深く見つめる、といった意味合いです。ですから、何でも否定的に書けばよいわけではありません。よくないと感じたことでも、その理由を考えたり、どのような対応があるのかなども考えてみましょう。この場合は、駅から施設までが遠いという客観的事実に基づき、次のように表現できるでしょう。
　「駅から遠く、障害の程度によっては通うことが大変ではないかと感じたが、そのような利用者向けに宿舎も用意されており、利用しやすいよう配慮されているのだと思った。」

PART II いろいろなレポート 書き方のポイントと評価の視点

見学レポート3

 在宅看護論実習の一貫として行う訪問看護ステーションでの見学実習における見学レポートを取り上げます。実習記録1では訪問した利用者や家族についての情報、訪問目的や援助内容をまとめます。

訪問看護ステーション　実習記録1

訪問日時	12月1日火曜日 9時30分〜11時	対象	80歳、男性 主な診断名：ALS
訪問目的・内容			**介護状況**
・呼吸ケアと呼吸器合併症の予防 ・リハビリテーションの実施 ・家族へのレスパイトケアの導入			介護者：⦿妻・夫・子（　　　　）・ 　　　　　その他（　　　　　　　　） 介護度：要介護5 保険の種別：医療保険 利用しているサービス：❶訪問介護、巡回入浴サービス
対象の状況 （身体状況、1日の過ごし方、ADL、麻痺や認知症の有無、意識レベル）			**援助内容**
・自力での体動は困難であり、人工呼吸器を使用している。 ・意識レベルはJCS Ⅰ群で、コミュニケーションは文字盤を使用して可能。 ・❷日中はテレビを見たり、音楽を聴いて過ごしている。			・バイタルサイン測定 ・人工呼吸器の管理と吸引 ・リハビリテーション（呼吸筋ストレッチ、四肢の拘縮予防） ・清拭、寝衣交換 ・❸妻の介護疲労度の確認、労いの声かけ

78

2 見学実習記録
③施設見学実習

講 評〈評価の視点〉

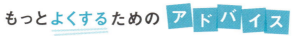

下線❶　状況がわかるよう詳しく書きましょう。

　たいていの場合、利用者の自宅を訪問する前に、訪問看護ステーションにあるカルテから事前に情報を得ることができると思います。カルテで確認した利用者の疾患、訪問看護の目的、家族の介護状況などについての情報を踏まえ、レポートには状況が具体的にわかるよう書くことを意識します。

　たとえば、利用しているサービスについては「訪問介護2回/週」のように、種類だけでなく利用頻度も書くことで、より利用者の生活や家族の介護状況がみえやすくなります。

下線❷　GOOD！利用者の様子を具体的に記述できています。

　カルテには様々な情報が記載されていますが、カルテからの情報だけでは見えてこない部分もあり、実際に見学をとおしてわかったことも記録に書いていきましょう。

　特に利用者の状況や介護状況、援助内容などについては、利用者・家族の生活状況や考え方などの個別性がみえやすい部分ですから、在宅看護論実習においてとても重要な学習内容となります。

下線❸　GOOD！訪問目的と援助内容が合致していたことに気づけたようですね。

　援助内容には、その日に訪問看護師がどのような援助を行ったのかを書いていきます。

　医療的な処置や日常生活援助は、実際に目で見て何をしているのかが表面的にわかりやすいものですから、記録にも具体的に記述できるでしょう。一方、利用者や家族への配慮など、看護師が意図的に行う援助については、なぜそれを行うのかまで考えられないと"援助"として記録に書く必要があると気づきにくいでしょう。こうした援助は、事前にカルテを確認して訪問看護の目的などをよく把握しておくことでみえてくる部分でもあるため、しっかりと情報収集しておきましょう。

　このケースでは、訪問看護の目的・内容として、家族へのレスパイトケアの導入があがっていました。それを知っておけば、訪問看護師がどのような意図で家族（妻）に質問や声かけをしたかも想像しやすくなります。

　またわからなかったときには、訪問後に看護師に質問することも学びを深めるうえで大切なことです。

PART II いろいろなレポート 書き方のポイントと評価の視点

訪問看護ステーション　実習記録2

見学目標

1. 在宅療養中の療養者やその家族の思いを理解できる。
2. 在宅療養を支援するための看護師の役割について理解する。

見学内容と考察

1）目標1についての見学内容と考察	❶〈療養者の思い〉 ・「最近、足がむくんでいて苦しい」との訴えが聞かれ、在宅においても苦痛など様々な症状を抱えながら生活していることがわかった。 ・「家ではいつも妻がマッサージをしてくれて、助かっている。昔はけんかもよくしたけれど、こんな状態になって献身的にいろいろしてくれる妻には本当に感謝している」という言葉が聞かれた。家族の関係性などが良好だと、介護をとおして絆が深まるのではないかと思った。 ❶〈妻の思い〉 ・「できる限り自分が夫のことをみていきたい気持ちはあるが、今は限界を感じている。もう少し介護サービスを増やしてもらって今の生活を続けていきたいと思う」との発言があり、介護に対する意欲がある一方で、冷静に状況をみて、判断できていると感じた。在宅においては、介護者が介護疲れで倒れて在宅療養が継続できなくなってしまうケースがある。家族が無理をしないように、訪問看護師はチームの一員として家族を支えることも重要であるとわかった。
2）目標2についての見学内容と考察	・妻に対して、IVHポートへの針の刺し方を指導していた。またその際は説明するだけでなく、できていたことを賞賛したり、間違ってしまった場合もていねいに説明していた。❷指導中、妻は終始笑顔を見せており、妻に対してよい看護だったと考える。

所感

　訪問看護師が療養者の自宅を訪問している時間は短かったが、そのなかで看護師の声かけや表情など一挙手一投足が療養者や家族を安心させるように感じられ、すごいと思った。学生に対してもとても親切にいろいろと話してくださり、訪問中にだけ安心感を与えるような対応をしているのではなく、看護師さんのもともとの人間性によるやさしさや安心感なのだと感じた。私もこのような看護師になるために人間性を磨いていきたい。❸

80

2 見学実習記録
③施設見学実習

講　評 〈評価の視点〉

もっとよくするための アドバイス

下線❶ GOOD！項目分けされていて、よくまとまっています。

　記録の書き方のルール設定は、レポート用紙のように自由度の高い様式であれば、ある程度学生側に任されている面があります。この学生は、目標1に対する見学内容と考察を〈療養者の思い〉と〈妻の思い〉に項目分けしてまとめています。これによって、読み手にとってわかりやすくなるだけでなく、記録を書く学生自身にとっても、思考が整理されやすく、より学びが深まるようになっていますね。

下線❷ 目標に沿った考察ができていますか？

　見学内容の考察は、学びを深めるうえでとても大切です。しかし、何となく理由づけをしたり、見学した行為の良し悪しを判断すればよいというわけではありません。見学目標を思考の軸として考察することが必要です。
　ここでは、妻の反応を踏まえて実施した指導が効果的だったかどうかを考察しています。では、目標2の在宅療養を支援するための看護師の役割の理解という点で考察はできているでしょうか？たとえば次のように表現すると、目標に沿った考察となるでしょう。
　「在宅療養を継続するためには妻の協力が重要であり、妻の介護意欲を高められるような指導方法だったと考えられる。」

❸ GOOD！感じたことを素直に表現できていますね。

　訪問看護ステーションの見学実習は、訪問看護師と一緒に利用者の自宅を訪問し、看護師が行うケアの様子や、療養者や家族の生活状況などを実際に近くで見学することができます。所感では自分が実習をとおして感じたことを率直に表現し、そこから看護と結びつけて考えていきましょう。そうすることで自分自身の看護観が深まっていきます。
　このレポートでは、訪問看護師と共に行動して感じたことから、看護師として必要な能力を自分なりに見出し、自身の目標までつなげてよく書けています。

PART II　いろいろなレポート 書き方のポイントと評価の視点

見学レポート 4

　在宅看護論実習の一貫として行う地域包括支援センターでの見学実習における見学レポートを取り上げます。

見学目標
1. ❶地域包括支援センターの設置主体やどのような法律に基づいて設置されているのか理解する。 2. 主任介護支援専門員、社会福祉士、保健師等のそれぞれの役割を理解する。

見学内容と考察	
1) 目標1についての見学内容と考察	・地域包括支援センターの設置主体は市町村である。 ・地域包括支援センターは介護保険法によって定められた施設である。
2) 目標2についての見学内容と考察	・地域包括支援センターは、地域住民の心身の健康の保持と生活の安定のために必要な援助を行うことにより、保健医療の向上および福祉の増進を包括的に支援することを目的とした施設で、以下の3つの職種の人が働いている。 ・主任介護支援専門員：介護支援専門員への助言や指導を行っている。 ・社会福祉士：高齢者への虐待に関する問題や権利擁護などについての相談を受けている。 ・保健師等：健康に関する相談などに応じている。❷

所感
❸目標に関する内容は十分に学ぶことができたが、訪問活動は見学できなかったため、残念だった。今後、見学できたほかの学生から、対象者の生活状況や訪問する職員のかかわりなど、いろいろと話を聞いて学びを深めていきたいと思う。

82

> **2 見学実習記録**
> ③施設見学実習

講 評 〈評価の視点〉

もっとよくするための アドバイス

> **下線❶** 目標には、見学によって理解を深めることができる内容をあげましょう。

　この目標は、関係法規を調べればすぐにわかる内容になっています。また事前に課題レポートが出されている場合には、すでに調べていることかもしれません。見学先が特殊な施設で、設置主体や根拠法を調べてもわからないような場合であれば、目標にあげることも考えられます。しかし地域包括支援センターについては教科書や公的機関のホームページを調べればわかることですから、見学目標としてはふさわしくありません。

> **❷** これらは見学してわかった内容でしょうか？

　ここに書かれていることは間違いではありませんが、下線❶と同じく、見学しなくても調べて書ける内容です。おそらく事前学習の段階で備えた知識なのでしょう。このように事前学習で得た知識は、この場合には実際に見学した内容から各職種が果たす役割を考察する際に活かしましょう。
　たとえば、保健師等の役割については「脳梗塞で麻痺がある療養者の家族からの相談に対してリハビリテーションについて説明するなど、健康に関する相談などに応じている」と、見学内容を具体的に添えながら書いていきます。

> **下線❸** GOOD！見学できなかったことをどうカバーしようと考えているのかまで、きちんと書けています。

　目標達成度から実習を振り返り、所感を述べています。見学実習は時間が限られており、実習目標として学校があげている内容すべてについて見学できない場合もあります。見学できなかったことに対しては、ただ「残念だった」で終わるのではなく、学んだことに焦点を当てたり、この例のように、学べなかったことをどのように学ぼうと考えているかを記述することが大切です。

PART II　いろいろなレポート 書き方のポイントと評価の視点

見学レポート5

 在宅看護論実習の一貫として行うデイサービスセンターでの見学実習における見学レポートを取り上げます。

見学目標

1. 認知症高齢者が利用する施設として、構造や設備にどのような工夫がされているか理解することができる。
2. 利用者の特徴と職員のかかわりについて理解することができる。

見学内容と考察

1）目標1についての見学内容	・段差がなく、通路も広くなっている。 ・職員のいない施設の出入り口には暗証番号式のかぎがかかっている。
2）目標1についての考察	・❶認知症高齢者に配慮した構造や設備になっていると考えられる。
3）目標2についての見学内容	・❷職員が利用者にゲームへの参加を呼びかけると、積極的に参加して他の利用者ともよく話をする人もいれば、ゲームに参加せず、一人でいることを望む人もいる。
4）目標2についての考察	・利用者の考え方や自宅での生活様式はそれぞれ様々であり、施設においても自分らしい生活が大切であると考えられるが、それが実現されていることがわかった。

所感

　利用者一人ひとりに目を向けて、その人らしい生活は何なのかということを、職員の方が考えながらかかわっていることがとてもすごいと思った。改めて、利用者さんを病院に入院している患者さんとは違う在宅療養者として捉えることが大切であると感じた。また個別性の尊重という点では、病院でも同じようなかかわりができる部分もあるのではないかと思い、これからの看護実践に活かしていきたい。

2 見学実習記録
③施設見学実習

講 評〈評価の視点〉

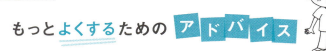
もっとよくするための アドバイス

下線❶ 自分が経験してわかっていることは、書き方しだいで読み手に十分に伝わらない場合があります。だれかに説明するつもりで書きましょう。

　自分のなかで考えを深めて理解したことを書く際に、つい簡潔に書いてしまい、人が読んでも意味が伝わりにくい文章になってしまうことがあります。この例では、段差がなく通路が広いことが、どのような意味で認知症高齢者への配慮になっているのかという考察が行われたはずですから、その点がもっとわかるよう具体的に書きましょう。

　たとえば、次のように書くと、その場にいなかった人でも状況が想像でき、施設の構造や設備が工夫されていることの意味もよく伝わってきます。

　「段差がなく通路も広いため、車椅子だけでなくベッドでの移動もしやすくなっており、互いにぶつかって転倒・転落などしないよう安全に配慮されていると考えられる。」

　またかぎがかかっていることに関しても、「職員のいない施設の出入り口には暗証番号式のかぎがかかっており、1人で歩ける認知症の利用者が知らぬ間に施設外へ出てしまい、迷うことがないよう、安全に配慮されている」と書くとわかりやすいでしょう。

下線❷ 見学内容は、見学目標の内容を念頭において書きましょう。

　見学目標2として、「利用者の特徴」と「職員のかかわり」の二つについて理解することをあげていますが、見学内容には利用者の特徴しか書かれていません。もし職員のかかわりを見学できなかったのであればしかたありませんが、実習中は目標を意識してしっかり見学し、記録に残せるようにしましょう。

　たとえば、ここでは「職員は、無理にゲームへの参加を促したりせず、時々声をかけたり、お茶を持って行くなどして気遣っていた」といった視点から書けるとよいでしょう。

PART II　いろいろなレポート 書き方のポイントと評価の視点

見学レポート6

実 例　在宅看護論実習の一貫として行う救急車同乗見学実習における見学レポートを取り上げます。実習記録1では、対象や救急隊の対応などの見学内容と、見学をとおした学びをまとめます。

救急車同乗　実習記録1

出場時間	：10時30分
出場先到着時間	：10時35分
医療機関到着時間	：11時05分
帰署時間	：11時30分

出場先：自宅
対象：70歳、女性
救急車要請の理由：意識障害
対象者の状況：
〈救急車要請時〉
- 患者本人から電話で助けを求められた夫が到着したときには、ソファで横になり意識がなかった。そこで夫が救急車を要請した。

〈救急車到着時〉
- すでに嘔吐、失禁あり
- バイタルサイン：体温36.8℃、呼吸数24回/分、脈拍26回/分、血圧134/66mmHg、❶SpO₂ 84％

救急隊の対応

- 意識レベルなどを確認し、心電図モニターを装着。❷顔を横に向け、酸素吸入（3L/分）を開始した。
- 夫から倒れていたときの状況や既往歴などについて情報収集し、前日まで入院していたという病院に連絡を取り、救急搬送した。

学んだこと

2人の救急隊員で連携を図り、1人が家族からの情報を得て、もう1人が患者の対応をしており、効率よく動くことで、搬送時間の短縮につながっていることがわかった。
また状況をその場で素早く判断し、適切な処置をしており、救急隊員には判断力や医学的な知識も必要であることがわかった。

講 評〈評価の視点〉

もっとよくするための アドバイス

下線❶　処置後の変化もしっかり確認しましょう。

　救急隊員はSpO₂ 84％という値を受けて酸素吸入を開始していますが、酸素吸入後にSpO₂がどのように変化したのかまで確認しているはずです。それでも値が改善しないようであれば、さらに酸素流量を上げるなどの対処も必要になるからです。処置前後の変化を明確にするために、処置後の値も記録できるようにしましょう。また、意識レベルについても救急車到着時にはどうだったのか記録できるとよいでしょう。

2 見学実習記録
③施設見学実習

> **下線❷** GOOD！救急隊員の細かな対応に気づくことができています。

　救急車到着時に患者はすでに嘔吐しており、その後も嘔吐する可能性があるため、吐物による窒息や誤嚥防止のために顔を横に向ける必要があります。その知識をしっかり理解していることで、救急隊員が行った対応の意味に気づき、きちんと記録することができています。

救急車同乗　実習記録2

見学目標
1. 緊急時の生命維持管理について理解できる。 2. 救急隊員と医療機関の連携について知ることができる。

見学内容と考察	
1) 目標1についての見学内容と考察	• ❶緊急時の生命維持管理の一つに気道確保がある。気道確保の方法は2種類あり、頭部後屈顎先挙上法と、頸部損傷が疑われる場合に頸椎の神経を痛めないように行う下顎挙上法がある。
2) 目標2についての見学内容と考察	• 救急車が病院へ到着するとすぐに入り口から看護師や医師が出てきて、患者の移送や救急隊員からの引き継ぎを行っていた。倒れた状況についての情報は医師が診断するうえで大切な情報であり、迅速な治療につながっていると考えられる。

所感
❷救急車は思ったよりも揺れて、気分が悪くなってしまった。また救急車の中は思ったよりも狭くて、窮屈な感じがした。貴重な体験ができてよかったと思う。

講 評〈評価の視点〉

もっとよくするための アドバイス

> **下線❶** 実際にはどのようなことを見学できましたか？

　これでは何を見学したのかがわかりませんね。気道確保の場面を見学できたのであれば、その内容を記録に書きましょう。ここでは次のように書けるとよいでしょう。

87

PART II いろいろなレポート 書き方のポイントと評価の視点

「意識のない対象者の呼吸状態を確認し、SpO_2の低下を認めたため、救急隊員はすぐに頭部後屈顎先挙上法で気道確保を行っていた。救急隊員は状況から頸椎損傷の疑いが低いことから、下顎挙上法ではなく、この方法を選択したと考えられる。」

さらにその後に、「気道確保後は酸素吸入を開始し、嘔吐しても窒息や誤嚥をしないように顔を横に向けるなどの予防策を行っていた。救急車で搬送している最中もバイタルサインのモニターを頻繁に確認しており、異常の発見に努めていたのだと考えられる」と書くと目標にある生命維持管理の理解という視点がより明確になります。

下線❷ 感じたことを客観的に振り返って書きましょう。

所感では、ある場面や実習全体をとおして自分が感じたことを率直に表現しますが、なぜそのように感じたのか、客観性をもって振り返って書くことも大切です。これによって様々な事柄に対する自分の価値観が形成されたり、課題が明確になってくるのです。ここでは次のように書けるとよいでしょう。

「救急車は思ったよりも狭くて揺れるため、その中で処置をすることは大変だと思った。だからこそ、病院に向かう前に適切な処置をすることが大切であり、自分も看護師としてそういった判断ができるようになりたいと思った。」

CHECK!

見学実習記録のまとめ

見学実習では、たくさんの事柄を実際に目にします。初めてのことばかりで情報量の多さに圧倒されてしまうかもしれませんが、いつでも実習目標を柱にして目にしたことを整理し、その意味を考えるようにしてみましょう。

とはいえ、実習目標の内容以外にも大事なことを見聞きするでしょうから、実習目標に関すること以外は記録に書かない、というのでは、せっかく学んだ内容がもったいないですね。その場合は記録の枠組みにとらわれず、まとめて記述するなどして、学びを深めていってください。

3 領域別 臨地実習記録
はじめに：書き方のポイント

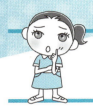

臨地実習記録って、どうやって書くの？

▶ 臨地実習記録を書くことの目的、意義

◎ **記録をまとめながら、自分の看護実践と思考過程を振り返る。**

臨地実習記録は、看護基礎教育においては最も重要なレポートと位置づけられています。記録によって、看護師として対象をどのように認識し、どのような目的意識をもって看護を行ったかを再現することで、自己の実践と思考を確認します。

実習記録を書くことによって、行為の意図や根拠がさらに明確になるとともに、患者さんの反応や状態の観察ができていたのか、援助方法が適切であったのかを振り返ることができます。この振り返りを次の看護に役立てます。

◎ **知識を臨床と結びつける。**

また、学内で学んだ知識や技術について、実際の患者さんへ実践した経験を記録としてまとめることで、その理解を深めることも目的の一つです。

記録を書くことで、講義で学んだ知識を整理・統合することができ、自分に不足している知識を実感することができるのです。知識を臨床と結びつけることで知的好奇心が高まり、さらに学習を深めることへの動機づけともなるでしょう。

▶ 臨地実習記録を書くために、必要なことは？

◎ **まずは「実習要項」をよく読むことから。**

実習の概要は、学校ごとに「実習要項」として、実習で学ぶ目的・目標・内容・方法・

PART II いろいろなレポート 書き方のポイントと評価の視点

評価などが提示されていることと思います。ですから、実習記録を書くための準備としては、まず「実習要項」をよく読み、そこにある情報を理解することが必要です。

また実習はグループで行う場合がほとんどでしょうから、グループワークでの記録（実習カンファレンスなど）も求められます。

◎ ていねいな事前学習が、実習の学びをよりいっそう深くする。

援助に必要な基礎的知識がないと、よい看護実践はできませんし、記録も書けません。実習目標や実習内容に沿って事前学習を行い、実習の準備をしましょう。

事前学習としてはまず、実習場の特徴、受け持ち患者さん、実習予定などを確認し、実習前オリエンテーションや指導教員との実習前のミーティングなどで不明な点や疑問点を明確にしておきましょう。

事前学習に役立ちそうな学生向けの参考書もたくさん出版されていますから、それらを上手に活用し、自分が理解できるように要点をまとめておくことをおすすめします。そこへ、実習中に学習したことが追加できるよう、病態生理（系統別）、検査（系統別）、治療（薬物、手術、食事、放射線、リハビリテーションなど）、看護（治療に伴う看護、経過別・症状別の看護のポイント、援助方法）などの項目別に見出しを立て、オリジナルの実習ノートを作成しておくとさらによいでしょう。このノートがあれば、学習の積み重ねや国家試験対策もできるので、一石二鳥です。

◎ 記録の様式を理解する。

求められる記録の種類や目的は、学校ごとに異なりますし、実習の段階によっても異なります。記録様式をよく確認し、どのようなことを記録することが求められているのか、理解することが必要です。

▶ 記録を書くときに、心得ておきたいことは？

◎ だれが見ても同じく理解できるよう、客観的事実に基づいて正確に書く。

記録は情報を伝える貴重な資料です。専門職として記録する場合には、医療チームのだれもが同じく理解できることが前提であることを常に念頭におきましょう。

ですから、略語は決められたもののみを使用しましょう。自分で独自に省略して作った用語を用いてはいけません。また、薬剤などの量や単位も正確に書きます。客観的事実に基づいて、実施行為や内容がわかるように書きましょう。

◎ 実習記録は日々つけることに意味がある。

実習記録には、自分が行った看護のプロセスを記述していきますが、あとでいっきにま

とめて書くものではありません。日々の記録を怠らないようにしましょう。

　計画は早めに立案し、書き出しておきましょう。実施したことはそのつど記録し、あとで補足追加します。日々指導を受けるようにして、次の計画に活かしましょう。

◎ 看護記録（看護経過記録、体温表）は公的な記録物。法律で保存が規定されています。

　看護記録は公的なものであることを忘れないでください。患者さんのプライバシー保持のため、また倫理の面からも、記録の持ち出しやコピーなどはしてはいけません。実習記録にも個人情報が含まれているので、紛失しないよう自己管理が必要です。

　施設内では看護記録を学生がつけないこともありますが、記録する場合には、記録者のサインは必ず指導者（看護師の有資格者）のサインと併記しましょう。

　誤って記述した場合には、2本線を引いて訂正します。修正液や修正テープで誤った記述内容を消すということは、絶対にあってはなりません。これは、カルテ開示のときなどに、記述内容の改ざんがないことを証明するために非常に重要になってくるためです。

---

column

実習記録と看護記録は、どう違う？

　実習記録と看護記録の違いは下表のとおりです。

　実習記録は、あくまで学ぶための道具です。完璧なものを求めすぎて気負う必要はありません。何をどのように感じ、考え、どのように行動したか、素直に表現してください。また、実習中に教員や指導者から指導されたことを、記録に反映させるよう意識しましょう。

違 い	実習記録	看護記録
どのような立場のものか	• 主観的な記録物である。 • 事実のほかに、推測や予測も記す。 • 「～と思われる」「～のように見える」などのあいまいな表現を用いてよい。	• 客観的な記録物である。 • 事実を記すもの。 • 「～と思われる」「～のように見える」などのあいまいな表現は用いない。
医学的診断の記述の有無	• 根拠を明確にするため、医学的な診断を記す。	• 医学的な診断は記さない。
書く内容・量の違い	• 看護に関する思考のプロセスを記すもの。 • 必要に応じて記録するため、記録の量は多くなる。	• 看護した結果を簡潔に記すもの。 • 1日につき1記録とする場合が多い。

3 領域別 臨地実習記録
① 成人看護学実習（慢性期）

成人看護学実習（慢性期）って、どんな実習？

▶ 実習で学ぶ内容、実習の目的

- セルフマネジメントとは何かを理解する。
- 「指導型」「学習援助型」「教育的支援」の考え方の違いがわかる。
- セルフマネジメントを支えるための考え方（エンパワメントモデル、自己効力理論、コミュニケーション理論、病みの軌跡など）を理解する。

　少子高齢化に伴い、病院の在院日数は短縮され、慢性的な病気をもつ人への支援の場は外来や在宅へシフトしています。このため、慢性的な病気をもつ人が、入院中だけでなく、退院後の本来の生活のなかでもその病気と付き合い、調整していくことへの支援が非常に重要になってきています。こうした支援においては、医療者が必要と考えた「よい方法」や「正しいこと」を指導するだけでは、患者さんにとっては一方的なもの、あるいは実生活において実施・継続ができないものともなりかねません。セルフマネジメントを支援していくためには、病気をもつ人が主体であることを念頭におき、その人の力をいかに引き出していくかを考えることが必要です。

　慢性期にある成人を対象とした臨地実習では、慢性的な病気をもつ人が、問題の整理や対策を行っていくのに必要な意思決定、また生活のなかでセルフマネジメントを継続していけるような自己効力感を高めるかかわりを、学習したことをもとに考えて実践していきましょう。そのためにも入院や調整が必要な病気の特徴をよく学習したうえで、コミュニケーションをとりながら患者さんとの信頼関係を築いていくことが大切です。

- 慢性疾患をもつ成人期の対象を理解する。

　家庭や仕事など、社会生活で様々な役割を担っている成人期の人が慢性疾患をもつとい

3 領域別　臨地実習記録
①成人看護学実習（慢性期）

うことは、何にどのような影響を及ぼすでしょうか。これは成人を対象として看護実践を するうえで、非常に大事な視点です。信頼関係につながるコミュニケーションをとること に努めながら、情報収集していきましょう。

▶ 記録を書くために必要なことは？

◎ 患者さんの本来の生活に関する情報を収集する。

入院は一時的なものですから、患者さんの本来の生活についての情報を集めることが大 切です。実習中に収集しておきたい情報としては、次のようなものがあります。

- 今回の入院に対する患者さんの受け止め方や理解
- 病気に対する思いや理解
- それまでの生活での健康に対する意識や行動
- 体調の調整のつけ方や、その障害となることの有無
- 困っていることや気になっていることは何か
- 今後の生活での希望
- 健康管理をするうえでの有効な支援者の存在

◎ 情報は、患者さんとの会話以外からも収集する。

情報収集の相手は患者さん本人だけでなく、家族からの話や、それまでの入院や治療の 経過、データの推移と変化時の出来事との関係なども、客観的な情報として得ておきま しょう。そうすると、情報収集する際の話し始めのきっかけとなる話題がみつかったり、 患者さんのセルフマネジメントにおいて学習が必要な事柄の焦点化に役立ちます。

▶ 記録物の種類と記録内容（例）

呼び名や細かな記述内容、情報収集の枠組みなどは、学校によって異なる場合があると 思いますが、成人看護学実習（慢性期）における受け持ち患者さんの看護記録として、主 な記録の要素をあげています。次のA〜Eのすべてについて、p.95からその実例と講評 を紹介しています。

93

PART II いろいろなレポート 書き方のポイントと評価の視点

A **看護診断記録**：患者さんの情報を、ゴードンの機能的健康パターンのアセスメントの枠組みに沿ってまとめ、看護診断を導き出します。

B **看護診断リスト**：「看護診断記録」であがったいくつかの看護診断を優先順位に沿って整理します。

C **看護計画**：各看護診断をもとに、看護目標を定めて援助計画を立てます。

D **看護経過記録**：まずは看護計画ごとに、その日の目標とする患者さんの状態と、それを達成するための主な計画を書きます。それをもとに観察した患者さんの状態や反応を、行った看護とともに評価し、翌日の看護につながるよう、あるいは看護過程の各段階にフィードバックするようにまとめます。

E **看護要約（サマリー）**：上記すべての内容を、要点をおさえて簡潔にまとめます。

3 領域別　臨地実習記録
①成人看護学実習（慢性期）

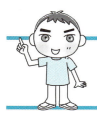

実習記録の実例と講評

受け持ち患者の基本情報

年齢、性別	57歳、男性
家族背景	80歳の母親（要介護1、軽度の認知症あり）と2人暮らし、未婚
医学的診断、入院の目的	2型糖尿病、血糖コントロールを目的とした2週間の教育入院
既往歴	50歳で高血圧、脂質異常症。ともに内服治療中
生活背景	・3年前（54歳）、2型糖尿病と診断。内服治療、食事・運動療法を続けていた。 ・前職では夜勤があったが、1年前母親に、骨折による入院を機に認知症の進行がみられ、夜間介護のため日中勤務のみの建設会社の作業現場に転職した。 ・1か月前、仕事中に低血糖症状が生じて作業場から転落し、救急搬送。低血糖予防のため、朝の内服薬を自己判断で中止するようになり、朝食の量を増やすこともあった。 ・ここ1週間ほどは毎日かなりの体力仕事が続き、朝分の内服は自己判断で中止していた。 ・定期受診時、HbA1c 11％、空腹時血糖300mg/dL。易疲労感、口渇、多飲・多尿あり。

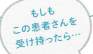

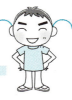

学びを深めるためのポイント

　上記の基本情報を踏まえ、この患者さんを実習で受け持つことになった場合をイメージして、実習での学びを深めるための学習ポイントを確認しましょう。

事前学習のポイント

・今回の入院の理由となった糖尿病に関する次の知識を確認しておきましょう。
　・糖尿病の概念、病型の違いによる病態の特徴、診断基準、検査（正常と異常、逸脱

の程度を判断できるようにしよう）

- 治療① 食事療法：適正エネルギー量の算出方法、実際の献立をもとにした、バランスのよい栄養素の割合、間食として適切・不適切なものの例など
- 治療② 運動療法：治療の目的と効果・期待できることは何か、主な運動の種類・内容、運動強度や持続時間による消費エネルギーの目安、既往症や合併症に影響するリスクなど
- 治療③ 薬物療法：薬剤の種類、作用機序、適応、用法、副作用（インスリン分泌不全かインスリン抵抗性か）、インスリン注射の適応と指導内容（注射の手技、低血糖の症状と対処方法、シックデイのときの対処方法、血糖の自己測定法とその必要性など）
  - 糖尿病の症状、糖尿病に特有の合併症の種類と臨床経過
- 糖尿病患者の病気への思いの特徴
- 糖尿病治療における医療者の役割（糖尿病ケアなどの専門の雑誌などを参考に、実例をもとにした治療や指導のありかたや方法を調べる）

実習中に意識したいこと

- 血糖コントロール不良の状況や、自己判断での休薬などの情報に着目すると、「自己管理できていない人」という先入観にとらわれます。まずは患者さんの実際の生活状況や、困っていること、病気に対する思いなどを聴く姿勢で臨みましょう。先入観をもったかかわりは、観察する目を歪め、相手との関係形成の障壁となります。患者さんに、それまでの経験や管理方法・考え方を教わる姿勢で接することで、セルフマネジメントを促進していくうえでの援助者となる関係性が構築されていきます。

情報収集、観察のポイント

- 患者さんの病気や治療に対する思いを、話しているときの表情や言動から感じてみましょう。病気の受け入れ状態や気になっていることは何かを傾聴し、時に質問を交えて確認します。
- それまでの生活での病気のマネジメントの仕方と考え方、病気の知識について事前学習の内容をもとに確認します。誤った知識やマネジメントの方法と思われる内容があった場合、指摘や指導をするのではなく、それを行っていた背景や理由に着目して聴きましょう。「病気の軌跡」ではなく、患者さんの「病みの軌跡」を聴くことが重要です。
- 患者さんが、退院後の生活で病気をマネジメントしていくうえで必要とされる知識と技術は何かを考えます。患者さんの語りや、体の状態を示す徴候やデータなどの客観情報も踏まえ、専門知識をフル活用して日々のかかわりのなかで考えていきましょう。

3 領域別 臨地実習記録
①成人看護学実習（慢性期）

A 看護診断記録

 ゴードンの機能的健康パターンの枠組みのうち、ここではパターン1「健康知覚 － 健康管理パターン」を取り上げます。

健康知覚 － 健康管理パターン

	情報（9月3日：入院3日目）
日常の健康対策 （食生活、信念、健康診断、人間ドックなど）	・会社の健康診断を年1回受けている。 ・3年前から2型糖尿病の指摘あり。食事療法、運動療法、内服治療を受けており、血糖値は安定していた。 ・食事は3食自炊している。 ・体力を使う仕事のある日は自己判断で休薬することがあり、朝食の量も多く摂取することもある。 ・高血圧と脂質異常症に対して内服治療中だが、仕事の状況で通院できないと休薬することもある。 ・毎日血圧測定をしている。
健康状態の認識 （疾病の理解、入院の理由・目的）	・2型糖尿病で血糖値が高いためコントロール目的で入院したことを理解している。
指示された治療・生活上の注意	・血糖コントロールについて、食事と運動療法の必要性を理解しており行っていた。 ・「血糖の薬を勝手に止めてはいけないだろうと思っていた。でも今の現場の仕事は体力がいるし高い場所に登ったりもするから低血糖になると、そっちのほうがまずいし怖いから仕方ない」 ・「病気になってからは飲酒も喫煙も一切やめた」 ・「空腹でも間食はせずに3食しっかり食べるようにしていた」 ・「仕事がハードな日は朝食を多めに摂り、夕食を減らして調整」 ・「血圧は毎日測っているから、薬を調整して飲んでいる」
身体管理能力	・口渇、多飲・多尿、易疲労感を感じ、受診行動をとっている。
知的準備状態 （知的レベル、過去の体験、健康教育など）	・2型糖尿病と診断されて摂取エネルギー量や塩分を気にしてメニューを選んだり食べ過ぎに注意していた。
情緒的準備状態 （疾病の受容、不安状態）	・「仕事ができないと食べていけないし、母親の面倒もみられなくなってしまうといけないからしっかり治さないとね」

PART II　いろいろなレポート 書き方のポイントと評価の視点

その他関連情報	・軽度認知症のある母親と2人暮らし。 ・入院時HbA1c（NGSP値）11％、空腹時血糖300mg/dL ・身長170cm、体重73kg、BMI 25.3（標準体重64kg、適正エネルギー量は中等度の労作で1920kcal、重い労作で2240kcal） ・初めての教育入院、入院中の糖尿病食1600kcal

アセスメント

　患者は健康診断を毎年受けており、3年前に糖尿病と診断されてからは❶近隣の病院へ通院していた。食事療法や運動療法を理解して行っていた。易疲労感や口渇などの自覚症状に対して受診行動をとり、「しっかり治さないとね」という言動もあり、今回の血糖コントロールのための教育入院も仕事の調整を自らつけて臨んでいることから、❶自己の健康に対する関心は高いといえる。

　しかし❷内服を自己判断で休薬したり、朝食の量を多くする行動がみられることから、血糖コントロールについての知識が不足しているといえる。入院時HbA1c11％、BMI 25.3と肥満傾向にあることから、食事療法や運動療法の知識や管理の方法も確認していく必要がある。また血圧測定をしていることを理由に既往の高血圧の内服も自己調整することがあった。今のところ血圧値は正常範囲内であるが、糖尿病の進行は動脈硬化による血管抵抗も高めるため、高血圧とも関連することを指導していく必要がある。

　入院中は治療食と血糖降下薬の内服で必然的に血糖コントロールができるが、退院後は重い労作が多い仕事をしていることから、再度低血糖を生じる可能性もある。血糖降下薬の休薬という❸対処行動をしていたという発言から、「低血糖への不安」が考えられる。患者なりの対処はしているものの、休薬をして食事量を増やすなどの認識の間違いもみられているため、仕事や生活についての情報収集を進め、❸実践可能な低血糖への対処行動を検討していく。　　❹

看護診断

重い労作のある仕事や生活に応じた低血糖予防と対処、血糖コントロールの方法と血圧管理に対する知識の不足に関連した非効果的自己健康管理

講評〈評価の視点〉

もっとよくするためのアドバイス

下線❶　患者さんが"できていること"の事実に着目し、できなくなった理由を、生活全体の状況からアセスメントできていますか？

　この患者さんは入院時の血糖値は基準値から逸脱していますが、悪化するまでの間は安定していた事実から、自己管理ができていたという状況に目を向けましょう。そ

98

の状況から悪化した背景や要因が何かあるはずだ、と考え、患者さんがその理由を話せるよう傾聴しましょう。

　セルフマネジメントを促進するうえでの患者さんの準備状態として、自己の健康への関心は重要です。「情報」→「健康への関心」という記述の流れになっていますが、情報から判断できることは何かを、もう少しアセスメントしていくとよいでしょう。そのためにも、血糖コントロールの必要性の理解度や、実際の生活状況を具体的に情報収集していくことも必要ですね。

下線❷　たとえデータが基準から逸脱していたとしても、患者さんが行えている点を否定するような書き方はしないように！

　糖尿病に関する知識に基づいてデータからアセスメントし、介入が必要な点を患者さんの情報から考えられていますね。しかし、食事療法や運動療法の実際の状況の情報が不足しているため、それぞれのどの部分への介入が必要なのかを絞ることができません。

　また、できていないことからの分析を行っているため、患者さんが行えている点（血圧測定を行っている、血圧は正常範囲内である）も「患者さんの言い訳」としてとらえているように受け取れます。

　看護上の問題点を探るうえでは、問題視した状況をさらに掘り下げて情報収集していくことと、その際に先入観をもたずに聴くことが大切です。現病歴のみへの介入とならず、この患者さんの全体としてのマネジメント力を支援していくためにも、既往歴への介入の必要性も関連づけてとらえている点（糖尿病の進行は、高血圧とも関連する）は大切ですね。

下線❸　患者さんが困っていること、知りたいことは何か、ニードに目を向けていますか？

　患者さんの低血糖への対処の理由を、言動から考えられていますね。正しい知識を提供することは必要ですが、その押しつけでは実際の生活に取り入れることがいずれ困難になります。実践可能な目標や方法を身につけられるようにするためにも、患者さんの生活状況や考え方、価値観をよく知ることが必要です。

❹　セルフマネジメントを支える、という包括的な視点から、アセスメントができていますか？

　この患者さんが仕事を変えた理由には、母親の介護が関係しているようです。患者さんの健康管理には、一家の大黒柱であることや経済的な側面も影響しそうですね。実際の学習の必要な点だけでなく、セルフマネジメントに影響する要素として関連する事柄がないかにも目を向けていきましょう。

糖尿病は慢性疾患です。発症してから人それぞれに受け止め方は変化をするものです。病気の受け止め方は日常生活での症状の管理（食事・運動療法）やその効果、もとの生活での仕事（親の介護や職業）などの影響を受けます。（病みの軌跡理論を参考に）発症してから現在までの病みの軌跡はどのようなものだったのか、患者さんの話から知り、受け止めることも、実際の生活に応じた管理方法を共に考えるために必要です。

セルフマネジメントは一人で行うものではありません。患者さんにとっての有効な支援者の存在は、継続する動機づけになったり、ストレスの緩和になったりします。食事を作るのはだれか、片づけるのはだれか、相談できる相手はいるのかなど、この患者さんにとっての支援者の有無についても、情報を得てアセスメントしておきましょう。

B 看護診断リスト

A「看護診断記録」であがった看護診断を整理します。看護診断された根拠を要約して記載します。複数の看護診断がある場合は優先順位を検討し、根拠に加えます。

#	看護診断 （看護上の問題）	立案・解決日	機能的健康パターン	診断の根拠
#1	重い労作のある仕事や生活に応じた低血糖予防と対処、血糖コントロールの方法と血圧管理に対する知識の不足に関連した非効果的自己健康管理	9/3	1	患者は、管理状況に誤った認識や行動がいくつかみられており、血糖値の異常が生じている。重い労作が多い仕事との関係もあり、自己判断で休薬したり食事の調整をしたりと患者独自の対処行動を今後も続けていくと、糖尿病の悪化や合併症の出現の危険性も考えられる。食事療法と運動療法は3年前から行っており、血糖値が安定していた時期もあったが、現在の血糖値の状況から知識の誤認や管理方法の問題点も考えられる。また低血糖を生じることに不安もみられている。 　今回の教育入院に対して前向きであるため、生活状況に応じた血糖コントロールの方法を患者と共に考えていき、これからの対処行動に自信がもてるようにかかわっていく。❶

③ 領域別　臨地実習記録
①成人看護学実習（慢性期）

講 評〈評価の視点〉

もっとよくするための アドバイス

❶　「看護診断記録」の繰り返しにならないよう、情報を整理して記述しましょう。

　看護診断の根拠は、「看護診断記録」においてすでにアセスメントしているため、「看護診断リスト」ではその繰り返しとならないように要約して記載していきましょう。
　根拠を明確にしようとすると、情報がどうしても多くなりがちですね。今回は看護診断が1つですから優先順位の判断は行いませんが、「看護診断リスト」では、看護診断が2つ以上あがる場合に、各診断の根拠と看護の方向性が明確に示されることとその優先度を示すことが目的となる、ということを考えていくとよいでしょう。

C　看護計画

実例　B「看護診断リスト」で♯1とした看護診断に対して、看護計画を立案していきます。

看護診断（看護上の問題）♯1	目標とする患者の状態（看護目標）❶
重い労作のある仕事や生活に応じた低血糖予防と対処、血糖コントロールの方法と血圧管理に対する知識の不足に関連した非効果的自己健康管理	1. 入院前の生活の問題点とその具体的な改善方法について述べることができる（9月10日まで）

月/日	D Plan	T Plan	E Plan
9/3	1. 病気についての知識と認識をアセスメントする。 　1) 血糖コントロールについて 　　(1) 血糖値・HbA1cの正常範囲 　　(2) 内服薬の作用機序	1. 病気を自己管理するための援助 　1) ❷患者が話しやすいように傾聴する。 　2) プライバシーの保護ができる環境で話を聴く。	1. 食事・運動・内服療法の具体的な内容について 　1) 3食バランスよく、できるだけ定時に食べるようにすることで、血糖値の変動が一定となり、低血糖を生じにくくなる。

(3) 血糖値の管理状況と認識
(4) 低血糖への対処法
2) 食事療法について
(1) 効果と目的
(2) 必要摂取エネルギー量
(3) 栄養素のバランス
(4) 適正エネルギー量の実際に応じた献立への変換
(5) 間食に適した食物
(6) ❸実生活での食事状況
3) 運動療法について
(1) 効果と目的
(2) 運動量と消費エネルギー量（運動の内容、持続時間）
(3) ❸実生活での運動状況
4) 病気の受け止め方（言動、表現の仕方、表情）
5) 指導時の反応・意欲
6) 合併症の知識
7) 血圧管理について

2. 病気のコントロールを阻害する誘因をアセスメントする。

1) 仕事の状況による血糖コントロールの誤った認識・対処
2) 不安：低血糖、合併症、内服管理、治療費、生活、母親の介護など
3) 自己管理への意欲の低下
4) 介護量の増加による疲労
5) 偏食

3) 自己管理の知識や方法に誤りがある場合は、患者と話し合い生活に応じた実現可能な目標を立てる。
4) 目標や行動が実践できない、自信がもてない様子がみられた場合、そう思う理由を確認し、受け止める。
5) できていること、それまでできていたことなどは認める言葉をかけ、本人も実感できるようにする。
6) 使用するパンフレットに、書き込みをしたりアンダーラインを引くなどを勧め、退院後の生活で活用できるよう入院中からかかわる。

❹

2) 労作が多い日は、朝食の量を少し増やしたとしても、内服する必要性を説明する。
3) 自己判断による休薬をする前に、まずはいつでも外来に相談に来るよう伝える。

2. 活動と休息について

1) かぜを引いたり、食欲がなくなるほどの過労などは、血糖コントロールに影響するため、体力の保持のためにも活動と休息のバランスを取るようにする。

3. 糖尿病と血圧の関係について

1) 糖尿病と動脈硬化、血圧の関係を説明する。

4. 退院後の自己管理の方法について

1) 生活習慣や様式に応じて具体的に説明する。

3 領域別 臨地実習記録
①成人看護学実習（慢性期）

講 評〈評価の視点〉

もっとよくするための アドバイス

❶ 看護目標は具体的に表現しましょう。

「目標とする患者の状態」では、問題視した内容を、具体的に短期目標としてあげておきましょう。目標とする患者さんの状態を学生自身がある程度イメージしてかかわることは、追加すべき生活の情報や、日々の看護を評価する視点を明確にしますから、実践できることが広がっていきます。

下線❷ 具体的にはどのような態度で話を聴くつもりですか？

傾聴は、患者さんが話をしやすくするうえで効果的ですが、もっと具体的にどのように行動するのかまで考えて表現しておきましょう。たとえば、「患者の話をさえぎらないようにし、相づちを打ちながら適切な表情で接する」などはどうでしょうか。

下線❸ GOOD！ 実生活を知るという視点は、よい観察ポイントです。

食事療法と運動療法について、患者さんが実際の生活でどのように管理しているのか、知識が生活において活かされているのかを観察するという視点はよいですね。

❹ 学生も、患者さんのセルフマネジメントの一端を担う支援者です。

入院中の患者さんにとって、学生の皆さんも有効な支援者の一人です。特に学生は（領域別実習においては）1人の患者さんを受け持ちますから、患者さんと共に過ごし、話をする時間はどの医療者よりも長くあります。そのような環境でじっくりと患者さんと向き合うなかで、その人を知り、また自分のことも患者さんに知ってもらうことで、セルフマネジメントの動機づけとなる関係性が構築できる場合が多くあります。

また、教育入院は多職種でかかわりますので、患者さんが各専門家の指導を受ける際に同席することなども、病気の自己管理につながる援助の一つといえます。

❺ 患者さんの個別性を意識していますか？

Eプランの内容は正論ではありますが、画一的になっています。これらを、この患者さんが理解・習得・実践するためには、どのような方法が有効でしょうか？ 生活背景などは考慮しましたか？ 患者さんの学習が進むなかで、習得した健康管理法を自ら実行する意思や意欲を確認しながら、不足分を補うことで、患者さんの個別性に応じた計画が追加されるとよいでしょう。実践を意図的に行い、評価していきましょう。

D 看護経過記録

C「看護計画」で立案した計画について、その日の目標と、それを達成するための計画をあげ、計画に基づいて看護実践し評価した結果を整理していきます。

9月4日（入院4日目）				
今日の実習目標（患者の状態、実習項目） #1・入院前の食事を振り返り問題点が言える。（D1-2）、T1、E1実施				
時間	#	D（観察と診断）(SOA) ❶	T・E（ケアの実施）	評価 ❷
11:00	1	S（入院前の1日の食事について） ・朝は6枚切りの食パン2枚、マーガリンを少し塗って糖分の少ないジャムをつけている。重労働の日は低血糖が怖いからパンを3枚食べている。朝の分の薬は止めていた。 ・母親がサラダを作るときは食べ、足の調子が悪いときは野菜ジュースを飲むようにしている。あとは夜の残り物を食べる。 ・昼はコンビニで弁当を買って食べる。主食が多くなりすぎないように幕の内弁当にしている。たまにラーメン屋にも行くけど汁は残すようにしている。でも午後も倒れると怖いからチャーハンもつけることもある。薬は持って行って、忘れずに飲んでいるよ。 ・夜はしょうが焼きやレバニラ炒めなど、フライパンでさっとできるものが多い。ただ私も母も濃いめの味つけが好きだから、ついご飯を2膳食べることもあった。	T Plan ・患者の話をデイルームで傾聴する。 ・話している内容のメモを取り、それをもとに話を進める。 E Plan ・主食を増やして休薬すると、食後の血糖値が高いままになっていることを説明する。	・入院前の患者の1日の食事内容についてメモを取りながら確認をしたことで、患者自身も注意する点が視覚化され、主食が多いことに気づき、振り返りに効果的だった。今後も振り返りの際はメモを取るよう患者に勧め、退院後も視覚的に残るようにすることで、自己管理の意欲の継続や行動につながると考える。Tプランへ追加する。 ・高血糖状態が持続することで糖尿病が進行し、おそれている合併症にもつながる。今後も食事療法の理解と認識の確認を進め、必要時補足していく。

		こうみると主食が多いみたいだね。書き出すとわかる。でも一番早くエネルギーになるから、安心なんだよね。 **O**・表情穏やかに、学生が取っているメモを見ながら話す。 **A**・食事は主に患者が作っており、内服薬も意図的な休薬以外は飲み忘れもなく管理していた。 ・主食が多いことは気づいていたが、重労働の日の低血糖への不安から、エネルギー過多となっている状況がうかがえる。 ・食事の内容を振り返るとともに、内服薬の作用をもとに、休薬することでの血糖コントロールへの影響を説明する必要がある。		

講評〈評価の視点〉

もっとよくするための アドバイス

❶ 患者さんの発言や情報から、もっと視点を広げて具体的に状況を掘り下げられるといいですね。

　実際の食生活を確認するため、たくさん話を聞いたのでしょうね。このような趣向のプランでは、どうしてもS情報が多くなってしまうのですが、患者さんの話をそのまますべてS情報として表現しようとせずに、O情報として表現することも可能です。
　また、食事内容は確認できましたが、これほどまでの低血糖症状への不安は何から来ているのか、また以前は食事療法についてどのような指導を受けていたのか、把握できたでしょうか？病気の発症時と、現在の生活や管理の状況の違いなどについても情報を収集することで、高血糖につながる食生活となった根本的な原因がみえてくると思います。そうすれば、患者さんに対しての正しい知識の提供に終わらず、具体的な介入の視点までアセスメントできるでしょう。

PART II　いろいろなレポート 書き方のポイントと評価の視点

❷ 「アセスメント → 評価」をするなかで、翌日の実習目標になり得る
事柄も見出しましょう。

　評価は、患者さんの反応をもとに行えていますね。アセスメントで介入視点がもう
少し絞られていると、実践も説明だけで終わらず、翌日の実習目標につながるような
評価が出せたでしょう。本日の目標とした「食生活の問題点」の捉え方を、看護計画
のDプランを軸により具体化しておけるとよいでしょう。

E　看護要約

実例　#1とした看護診断に関して、サマリーをまとめます。

実習期／実習病棟	慢性期／内科	受け持ち期間	9月1日〜13日（13日間）
受け持ち患者	57歳、男性	医学的診断	2型糖尿病
看護診断リスト	重い労作のある仕事や生活に応じた低血糖予防と対処、血糖コントロールの方法と血圧管理に対する知識の不足に関連した非効果的自己健康管理		
看護経過	・患者は理解力良好で、学習意欲も高く、使用したパンフレットも自ら繰り返し読む行動がとられていた。そのため知識と認識を確認しながら補足や修正を行うとともに、退院後も持続可能な方法について、実生活をもとに話し合い、改善点を探していった。 ・患者は低血糖に対しての不安から、血糖コントロールに支障をきたす行動をとっていた。労作が大きい場合でも間食を有効に取り入れるなどの対処を提案することで、実際に取り入れることができる対処策となった。また献立のレパートリーが少ないことも、食事の満足感が得られにくく、主食が多くなっていた原因だった。これに対して栄養士より具体的な献立の指導を受けたことで、継続ができそうという発言が聞かれた。 ・現在の職に就いたことは、母親の介護を一人で担っており、仕事への影響が出ることを恐れての判断でもあった。ケースワーカーを交えて社会資源の活用について話し合う場を設けた結果、訪問看護も受けられることとなり、心理的な重圧が軽減したという言葉が聞かれた。❶		

106

看護の評価・考察 (目標の達成度および残された問題、援助内容)	聴く姿勢でかかわったことで、低血糖に対する休薬の判断の理由として、「献立のレパートリー不足のために主食に偏る傾向」「母親を支える役割や経済的な負担を重視して仕事に必死になっていたこと」があることがわかった。各分野の専門職の介入につながり、心理的な負担が軽減したことで、退院後のセルフマネジメントにとって問題の解決につながったといえる。❶

講評〈評価の視点〉

もっとよくするための アドバイス

❶ GOOD！この調子で日々の評価内容を追記していきましょう。

　セルフマネジメントをしていくための問題の焦点化に関する看護の経過が要約されており、患者さんの変化をもとにまとめられています。実際の血糖コントロール状況の変化も含め、行った看護を目標に沿って日々評価した内容を要約し、追加していくとよいでしょう。サマリーを書くための素材となるものは、経過記録の評価にあります。

CHECK! 成人看護学実習（慢性期）のまとめ

　健康はその人の生活との関係で考えることが重要です。成人期は、生産年齢人口の年代（15〜64歳）の中核となる世代に当たり、社会において様々な役割や責任を担う時期です。身体的・社会的な特徴から、生活習慣病の増加がみられる時期でもあります。このような背景をもつ成人が慢性的な疾患をもったときに、社会生活との折り合いをいかにしてつけていくかは、その後の病気との向き合い方や対処行動に影響し、病気経過も左右します。

　慢性的な疾患をもつ成人に対する看護の役割は、病気をもっていても、その人らしさを発揮していけるようなセルフマネジメントを遂行できるようにするための有効な支援者となることです。先入観にとらわれず、患者さん一人ひとりの生活に目を向け、一人の独自性をもつ人として向き合う姿勢を大切にしていきましょう。

3 領域別 臨地実習記録
② 成人看護学実習（急性期）

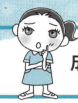

成人看護学実習（急性期）って、どんな実習？

▶ 実習で学ぶ内容、実習の目的

- 急性期にある患者さんを理解し、適切な援助ができる。
- 全身麻酔における手術侵襲とそれに伴う生体反応を学習する。
- 術後合併症の発症のメカニズム（出血リスク、呼吸器合併症、術後腸管麻痺、縫合不全、術後感染症）を理解し、観察・予防できるよう学習する。
- 疾病や手術により危機的状況にある対象や、その家族の心理を理解し、支援できる。

　急性期にある患者さんの状態はめまぐるしく変化していきます。そのような患者さんに対し、その人のもつ自然治癒力に働きかけながら、生理的機能の恒常性の維持、苦痛の緩和、危機に対する情緒的安定、合併症予防の援助ができるように努めることが重要です。
　そのためには、患者さんの状態を変化させる因子を的確にとらえ、アセスメントすることが求められます。
　また疾病や手術に伴う急激な状況の変化は、患者さんだけでなく家族にも心理的な影響を与えるものですから、この点への配慮もとても重要です。

3 領域別 臨地実習記録
②成人看護学実習（急性期）

▶ 記録を書くために必要なことは？

◎ **術前は予測をもって計画立案を。術後は状態に応じて適宜追加・修正していく**

　急性期では、とにかく患者さんの状態の変化が早いため、術前の状態を踏まえ、術式から術後の状態を予測しながらのアセスメントや看護計画が必要となります。ただしその時点では、あくまで予測に基づく看護計画ですから、当然個別性には乏しいものとなっています。そのため、術後の情報を日々追加し、アセスメント・評価していくことで、看護診断の原因句や目標、看護計画を追加・修正していく必要があります。

▶ 記録物の種類と記録内容（例）

　呼び名や細かな記述内容、情報収集の枠組みなどは、学校によって異なる場合があると思いますが、成人看護学実習（急性期）における受け持ち患者さんの看護記録として、主な記録の要素をあげています。次のA〜Eのすべてについて、p.110からその実例と講評を紹介しています。

A 看護診断記録：患者さんの情報を、ゴードンの機能的健康パターンのアセスメントの枠組みに沿ってまとめ、看護診断を導き出します。

B 看護診断リスト：「看護診断記録」であがったいくつかの看護診断を優先順位に沿って整理します。

C 看護計画：各看護診断をもとに、看護目標を定めて援助計画を立てます。

D 看護経過記録：まずは看護計画ごとに、その日の目標とする患者さんの状態と、それを達成するための主な計画を書きます。それをもとに観察した患者さんの状態や反応を、行った看護とともに評価し、翌日の看護につながるよう、あるいは看護過程の各段階にフィードバックするようにまとめます。

E 看護要約（サマリー）：上記すべての内容を、要点をおさえて簡潔にまとめます。

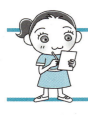

実習記録の実例と講評

受け持ち患者の基本情報

年齢、性別	60歳、男性
医学的診断	肝がん
症状	特になし
既往歴	40歳で糖尿病。経口血糖下降薬（DPP-4阻害薬）内服中
治療経過	手術療法（肝部分切除）

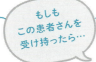

学びを深めるためのポイント

上記の基本情報を踏まえ、この患者さんを実習で受け持つことになった場合をイメージして、実習での学びを深めるための学習ポイントを確認しましょう。

事前学習のポイント

- 肝臓の機能と構造を復習しておきましょう。

  肝臓は胆汁の産生や栄養素の代謝、物質の解毒など、多くの重要な役割を担っています。病態生理を踏まえたアセスメントができるようになるためには、まず解剖生理をおさえることが大切です。

- 肝部分切除の術式を学習しておきましょう。

  術後合併症を予測するためにも、どこを切除し吻合するのか、ドレーンの挿入部位はどこか、などの学習をしておく必要があります。ただ、術式によっては学習内容が難しくなることもあるので、教員や指導者にアドバイスをもらいながら学習していきましょう。

3 領域別　臨地実習記録
②成人看護学実習（急性期）

実習中に意識したいこと

- 急性期における看護で必要なことは何かを日々意識して考え、気づいたことはメモに残しておきましょう。後でそのメモをまとめると、急性期に必要な看護に対する学びが深まります。

情報収集、観察のポイント

- 術前から受け持つことが多いので、手術前には「術前オリエンテーションの理解度」「手術に対する思い」「術後合併症のリスク」をアセスメントするための情報収集を行うこと。ただし、術前は患者さんもナーバスになっていることがあるので、手術を受ける患者さんの心理を考えながら接していくことを心がけましょう。
- 術後の観察では、一般的な術後合併症の観察に加え、肝切除で起こりやすい合併症（胆汁漏など）の徴候がないかの観察を行うことが大事です。
- 術後の観察ポイントを、看護診断ごとに一覧表にして作成しておくこと。観察の主たる目的は異常の早期発見ですから、"異常"とはどのような状態なのか事前学習しておきましょう。
- 術前・術後のデータを記入する表を作ると、データの変化を把握しやすいでしょう。

A　看護診断記録

 ゴードンの機能的健康パターンの枠組みのうち、ここではパターン2「栄養 - 代謝パターン」を取り上げます。

栄養 - 代謝パターン

	情報（4月12日：入院1日目）	
日常の食事	3回／1日	❶
摂取内容・量	1600kcal、**内容**：糖尿病食	❶
摂取方法	(経口)　経管、輸液：	❶
1日の水分摂取量	約1000mL、**内容**：水、炭酸飲料	
食欲	有・無：	❶

捕食	ⓧ無・有： ❶
偏食	ⓧ無・有： ❶
身長、体重	167cm、65kg、BMI 23.3
体重の変動	ⓧ無・有：
口腔粘膜の状態	発赤、びらんなし
皮膚の状態 （色、弾力、乾燥・湿潤など）	乾燥なし
検査データ （TP、Ab、Hbなど）	TP 6.8g/dL、Alb 3.0g/dL、RBC 450×10^4/μL、 Hb 14.0g/dL
その他の関連情報 （歯の状態、嚥下障害の有無、消化吸収機能、体温、食品アレルギーなど）	・部分義歯 ・アレルギーなし ・4月13日に全身麻酔下で肝部分切除術を施行 ・検査データ（追加）：Na 140mEq/L、K 3.2mEq/L、γGTP 22IU/L、GOT 12IU/L、GPT 12IU/L、LDH 170IU/L、S-Glu 113mg/dL、HbA1c 6.2% ❷

アセスメント

　術前の血液検査の結果、Alb 3.0g/dLであることから❸低栄養といえる。また❹術後は絶食によりさらなる低栄養を招くことが予測される。低栄養は皮膚の耐久性を低下させる。さらに、術中や術後の同一体位による圧迫や疼痛による体動の減少が考えられるため褥瘡のリスクが高い。診断をあげ、皮膚の観察や早期離床を促し、褥瘡を予防していく。

　❺患者は糖尿病である。糖尿病では、好中球やマクロファージの貪食機能が低下する。また❺手術侵襲によりカテコールアミンの分泌が亢進し、インスリン分泌が抑制され、術後高血糖になりやすい。❻術後は創部のドレーンやバルーンカテーテルが挿入されることにより外界との交通ができる。これらのことより、患者は感染のリスクが高いといえる。

看護診断

術後の低栄養状態、糖尿病、ドレーン類による外界との交通に関連した感染リスク状態

講評〈評価の視点〉

もっとよくするためのアドバイス

❶ 食生活に関する情報が不足しています。

今回の入院目的は肝がんの手術ではありますが、既往歴に糖尿病があります。どのような食生活をしていて、血糖コントロールに影響しているのかをアセスメントするためにも必要です。

❷ 必要なデータが不足していましたが、追加して記録できましたね。

電解質、肝機能、血糖に関する検査データも情報収集し、アセスメントが必要でしたね。患者さんの栄養状態を考えるときは、Alb（アルブミン）の値だけを見るのではなく、BMIや代謝を担う肝臓の機能もアセスメントする必要があります。今回は肝切除術を施行するため、術前の肝機能のデータはより重要な情報となります。

また、手術に伴う出血により水分や電解質の喪失が生じます。手術操作によって血管壁が破壊されたり血管の透過性が亢進することにより、水分やナトリウムがサードスペースへ移動し、循環血液量が減少します。これらから、抗利尿ホルモンやアルドステロンなどが分泌され、尿量は減少します。周術期には水や電解質の状態が変化するため、必ず術前のデータを確認しておきましょう。

下線❸ 栄養状態の術前評価は大切です。Alb値のみで判断していませんか？

Alb値を栄養状態の判断の指標とすることはできています。しかしそれだけでは、低栄養状態の根拠としては不十分です。繰り返しになりますが、BMI、摂取エネルギー量、生活習慣、代謝機能（摂取したエネルギーが体に必要な形に合成・分解される機能）についても考える必要があります。

術前の栄養状態は、術後感染のリスクに大きく影響します。このためこの患者さんの場合も、術前から、なぜ低栄養状態に至ったのかを考える必要があります。がんであるならば、がん細胞による血漿タンパク消費の増加に伴って低アルブミン血症が出現している可能性もありますし、消化管のがんならば通過障害による摂取困難・栄養吸収障害が考えられます。

下線❹ 術後のさらなる低栄養が予測される原因は、絶食のみですか？

侵襲の大きい手術では、術後に低栄養になることが多々あります。その原因は、術後の生体反応を踏まえてアセスメントしましょう。絶食によるエネルギー不足も考えられますが、術後は損傷した組織の修復のためにエネルギーが必要となります。そのため、異化作用（貯蔵された脂肪を燃焼すると同時に、筋タンパクも分解されエネル

ギーを産生すること）が亢進されます。エネルギー、つまり、ブドウ糖を作り出すために、異化作用が亢進することにより、術後低栄養を引き起こすのです。

下線❺ "糖尿病＝感染"に直結するというわけではありません。

もちろん糖尿病であることは、そうでない人に比べれば感染リスクを高めます。大切なことは血糖コントロールが良好なのかどうか、ということです。好中球などの機能が低下するのは糖尿病だから、ではなく、高血糖状態が続くことによるものです。

糖尿病による手術への影響はよく学習できています。あとは、術前の血糖コントロールがどうだったのかを追加できると、よりよくなります。

下線❻ 外界との交通だけでなく、縫合不全のことも考えましたか？

術後感染は、創部やドレーンからのリスクだけでなく、吻合部の縫合不全のリスクについてもアセスメントする必要があります。

縫合不全の局所的因子として、血行障害と吻合部の緊張があります。血流障害の原因には、浮腫、縫合糸や針の選択、縫合方法があります。吻合部の緊張は、吻合時の臓器の牽引によるものと、浮腫などが考えられます。

B 看護診断リスト

A「看護診断記録」であがった看護診断を整理します。看護診断された根拠を要約して記載します。複数の看護診断がある場合は優先順位を検討し、根拠に加えます。ここではパターン4「活動・運動パターン」、パターン6「認知・知覚パターン」であがった診断と合わせて優先順位を決定していきます。

#	看護診断 （看護上の問題）	立案・解決日	機能的健康パターン	診断の根拠
#1	手術に伴う血管操作、疼痛や体動による血圧上昇に関連した出血のリスク	4/13	4	❶手術に伴う血管操作などにより出血をきたす。術後は、疼痛や体動に伴う血圧の上昇により出血を招くリスクがある。多量の出血は出血性ショックにつながり生命に直結するため、優先度が最も高い。

3 領域別 臨地実習記録
②成人看護学実習（急性期）

#2	創痛による咳嗽困難、気管内挿管や麻酔ガスの刺激による気道内分泌物の増加に関連した非効果的気道浄化	4/13	4	気管内挿管や麻酔ガスの刺激により、気道内分泌物は増量する。また、創痛や創の離開への不安は咳嗽を抑制するため、気道内に分泌物が貯留して肺炎や無気肺の原因となる。❷無気肺や肺炎になると患者への影響は大きいが、喫煙歴はなく呼吸体操も十分に理解できており、排痰は行えると考えられるため、優先度2位とする。
#3	手術に伴う組織の損傷、体動に伴う創部やドレーン挿入部への刺激に関連した急性疼痛	4/13	6	肝切除術は組織損傷部位が大きく、疼痛を伴うことが予測される。また、創部・ドレーン部の疼痛は離床の妨げとなり、様々な術後合併症の誘因となり得る。そのため、優先度3位とし、疼痛コントロールを行い、早期離床を図る。
#4	術後の低栄養状態、❸糖尿病、ドレーン類による外界との交通に関連した感染リスク状態	4/13	2	術後の手術侵襲により低栄養状態になるおそれがあり、糖尿病もあるため、創傷の治癒は遅延しやすい。また、ドレーン類など外界との交通により感染を起こすリスクがある。❷手術部位感染は術後1週間前後に発症することが多いため、現在は優先度を下位にする。

講評〈評価の視点〉

もっとよくするための アドバイス

下線❶　術式を考えましたか？

　手術には必ず出血が伴うものですが、術式によって出血のリスクが高まるものもあります。太い肝静脈が露出される肝切除術では、術後出血に特に留意が必要です。この点を優先順位決定の根拠に反映できるとよかったですね。

下線❷　GOOD！看護診断の優先度を具体的な根拠に基づいて考えることができています。

　看護診断の優先度を具体的に考えられていますね。特に下位診断においては優先度の根拠があいまいになりやすいので、なぜ下位で良しと考えるのかを明確にしておくことは大切です。
　多くの学生が判断を迷うのは、感染リスクの診断の優先順位です。個々の患者さん

の状況によるため一概には言えませんが、手術当日に予測としての看護診断をあげる場合には、感染リスクは下位となります。その根拠としては、♯4の記述のとおり、手術部位感染は術後1週間前後に発症するからです。ただし、肝切除では漏出した胆汁が離断面に貯留し感染を起こす場合もありますし、感染に対する観察は早期より行う必要はあります。

> **下線❸** 原因句が適切ではありません。
>
> 看護診断の原因句に医学的診断名を使用することは不適切です。ここでは、「糖尿病」ではなく「血糖の上昇」というような表現にしましょう。

C 看護計画

B「看護診断リスト」で♯4とした看護診断に対して、看護計画を立案していきます。術後の急性期の看護展開において、特徴的かつ重要な診断である「感染のリスク」を取り上げます。

看護診断（看護上の問題）♯4	目標とする患者の状態（看護目標）
術後の低栄養状態、血糖の上昇、ドレーン類による外界との交通に関連した感染リスク状態	1. ❶感染徴候がみられない。 1) 38℃以上の発熱や急激な腹痛がみられない。 2) ドレーンからの排液が膿性・胆汁漏様でない。

月/日	D Plan	T Plan	E Plan
4/13	1. 感染の徴候についてアセスメントする。 1) 全身状態 （1）38℃以上の発熱（術後3～4日以降） （2）100回／分以上の頻脈 2) 腹部状態 （1）腹痛 （2）腹部膨満 （3）筋性防御	1. 栄養状態を改善するための援助を行う。 1) 輸液の管理 （1）指示どおりの内容や量が点滴されているか、訪室のたびに確認する。 （2）屈曲、捻転、閉塞はないか、訪室のたびに確認する。	1. 早期離床の必要性について説明する。離床することで全身の血液循環が促進され、創傷の治癒が促進される。 2. 腹部に手術創があり、ガーゼで保護されているので、触らないよう説明する。 3. 無理な体動や、創部を押したり圧迫するなどの刺激を与えないよう説明する。

3 領域別 臨地実習記録
②成人看護学実習（急性期）

3）検査データ

（1）WBCの上昇（術後3〜4日以降）
（2）CRPの上昇（術後3〜4日以降）

4）ドレーンからの滲出液

（1）排液量
（2）性状（膿性）
（3）悪臭

5）創部

（1）発赤、腫脹、熱感、疼痛
（2）創部からの滲出液

2. 感染リスクを高める要因についてアセスメントする。

1）低栄養状態

（1）検査データ（TP、Alb、Hb、Htの低下）
（2）必要な輸液が入っていない
（3）食事摂取量

2）❷ドレーンからの逆行性感染

3）糖尿病による創傷の治癒遅延

（1）血糖値
（2）❷高血糖症状
（3）❷低血糖症状

4）吻合部の緊張

（1）腸管麻痺によるガスの貯留

2. ドレーンの管理を行う。

1）ガーゼ交換は清潔操作で行う。

2）滲出液による汚染がみられたら、ガーゼを交換する。

3）❸絆創膏で確実に固定する。

4）刺入部より高い位置にドレーンバッグを置かない。

3. 創の治癒を促進させるための援助を行う。

1）早期離床

（1）術後1日目：ベッドアップ60°
（2）術後2日目：ベッドアップ90°
（3）術後3日目：立位
（4）術後4日目：病室内歩行
（5）術後5日目：病棟内歩行（少しずつ距離を延ばしていく）

2）血糖のコントロール

（1）毎日血糖値を測定する。
（2）❸高血糖時は速やかな血糖コントロールを行う。

4. 体を清潔にし、創部やドレーンの汚染を防ぐことを説明する。

PART II　いろいろなレポート 書き方のポイントと評価の視点

講 評 〈評価の視点〉

もっとよくするための アドバイス

下線❶ いつまでに達成したい目標なのか、目標達成の期間も考えましょう。

　目標達成を評価するためには、"いつまで"という期間を目標に加えることが大切です。この患者さんの場合では、「術後2週間までに」とするのがよいでしょう。

下線❷ Dプランには観察点をより具体的にあげましょう。

　Dプランは、それぞれの項目をアセスメントするための観察点を具体的に書きましょう。たとえば2－2)「ドレーンからの逆行性感染」ならば、ドレーンからの膿性の滲出液、ドレーン挿入部の発赤・腫脹、ドレーンバッグの設置の位置(高さ)などの観察点を記述しましょう。

　2－3)の「高血糖症状」「低血糖症状」には、高血糖および低血糖のときの自覚的・他覚的症状をあげておく必要があります。高血糖症状としては口渇、意識レベルの低下など、低血糖症状としては空腹感、手足のしびれおよび振戦、意識レベルの低下などがあります。

下線❸ Tプランも、具体的に記述しておきましょう。

　Dプランにある感染のリスクを高める要因と、Tプランがリンクしていて、考え方の筋道としてはよいですね。ただ、もっと具体的にケアの内容を考えていきましょう。

　2－3)では、「確実に」とありますが、どのように絆創膏を固定したらよいのか、具体的な方法まで示す必要があります。3－2)の血糖コントロールに関しては、血糖値200mg/dL以上なら指示量のインスリンを投与するなど、医師の指示を確認してプランに反映させる必要があります。

D 看護経過記録

C「看護計画」で立案した計画について、その日の目標と、それを達成するための計画をあげ、計画に基づいて看護実践し評価した結果を整理していきます。

4月18日（術後5日目）			
今日の実習目標（患者の状態、実習項目） #4・感染の徴候（発熱、腹痛、ドレーンからの膿性の滲出液）がみられない。 （D1〜2、T2、T3-2）、E4実施）			
時間	#	D（観察と診断）(SOA)	T・E（ケアの実施）	評価
14:00	4	S・腹痛や腹部膨満感なし。お腹に力を入れたら創部痛あり。 O・T 36.8℃、P 70回/分、R 18回/分、BP 138/78mmHg ・腹部膨満なく、柔軟。腸蠕動音聴取可能。 ・創部、ドレーン挿入部の発赤・腫脹なし。淡血性の滲出液38gあり、膿性および悪臭なし。 ・昼食は全粥食2割摂取（前日も同様） ・❶4/17：Alb 2.4g/dL、CRP 7.0mg/dL ・❶4/15：Alb 2.7g/dL、CRP 10.3mg/dL A・❶現在、感染の徴候はみられない。炎症反応も改善傾向にある。しかし、アルブミン値が低下しており、これは術後の異化作用亢進と食事摂取量が不足していることが原因と考える。引き続き、感染の早期発見に努める。	T Plan ・ガーゼ交換。清潔操作で行う。 ❶	・本日は感染の徴候はみられなかったため、目標は達成されている。 ・❶低栄養状態であるため、引き続き検査データの推移、創部など感染徴候がないか観察していく。

PART II　いろいろなレポート 書き方のポイントと評価の視点

講評〈評価の視点〉

もっとよくするための アドバイス

❶ 低栄養状態の原因に対する介入ができていません。

　感染にかかわる検査データを前回のものと比較できるよう記載してあるのはよいですね。そして低栄養の原因までアセスメントできています。しかし、「食事摂取量が不足している」と気づくことができているのに、そこへの介入が見えてきません。感染などの異常の早期発見に努めるのは大切なことですが、それだけでは評価もあいまいになりますし、日々変化のない記録となります。食事摂取が進まない要因をアセスメントし、どうしていけばよいのか患者さんと共に考え、そこを評価していく必要があります。

E　看護要約

実例　#4とした看護診断に関して、サマリーをまとめます。

実習期／実習病棟	急性期／外科	受け持ち期間	4月12日〜26日（15日間）
受け持ち患者	60歳、男性	医学的診断	肝臓がん
		手術名	肝部分切除術
看護診断リスト	術後の低栄養状態、糖尿病、ドレーン類による外界との交通に関連した感染リスク状態		
看護経過	感染の徴候がみられないことを目標に、発熱、ドレーンからの滲出液、腹痛や腹部膨満の有無を観察した。点滴の抜去・閉塞がないよう確認し、清潔操作でのガーゼ交換や早期離床に努めた。感染の徴候は見られずに経過した。		
看護の評価・考察 （目標の達成度および残された問題、援助内容）	目標は達成となったが、糖尿病のコントロールという視点で考えると、病棟や病院内の歩行は食後2時間前後に行えばより効果的であったのではないかと思う。　　❶		

3 領域別 臨地実習記録
②成人看護学実習（急性期）

講 評 〈評価の視点〉

もっとよくするための アドバイス

❶ GOOD！実践の振り返りで、思考を広げることができていますね。

　自分の実践を振り返ってみて、さらにこうするとよかったという視点が考えられています。不足していた点だけでなく、効果的だった援助について何がよかったのかも評価できるともっといいですね。

　たとえば、「自力で離床できるようになってからはドレーン管理について、患者にも指導を行ったことで、抜去や閉塞することなく経過できたのではないか」などというように振り返ってみてください。

CHECK！　成人看護学実習（急性期）のまとめ

　急性期実習では、患者さんの変化が早く、学生にとっては看護展開についていくのがやっと、という現状でしょう。ですから、手術侵襲・術後合併症の事前学習をしっかり行い、一般的なアセスメント・看護計画を立案しておくことが重要となります。どこの学校でも、実習前にペーパーペイシェントで演習を行うと思います。そのときに、急性期における看護展開を理解しておくことが、急性期実習を乗り越える最大のカギとなります。

　展開が早い急性期実習に苦手意識のある学生もいることと思います。しかし、患者さんが回復していく過程に立ち会えることは看護師として喜ばしいものですし、ぜひ、楽しみながら実習を頑張ってほしいと思います。

3 領域別 臨地実習記録
③ 老年看護学実習

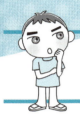

老年看護学実習って、どんな実習?

▶ 実習で学ぶ内容、実習の目的

- 加齢による各機能の変化と、それらが生活に及ぼす影響を理解する。
- 適応能力の低下や健康問題に関連するADL低下を理解し、安全・安楽に配慮して事故防止ができる。
- 残存機能に着目し、それを活かした看護が実践できる。
- 健康障害をもつ高齢者の家族が抱える問題を理解できる。
- 高齢者の生活背景や価値観を知り、尊重した態度で接することができる。
- 高齢者を取り巻く医療・保健・福祉の政策を理解し、高齢者・家族が抱える問題の理解・自己管理の援助につなげて考えることができる。

　高齢者は、加齢による変化に加え、複数の疾患を併せもっている場合が多いため、疾患の急性憎悪を起こしやすい状態にあります。さらに、容易に二次的合併症や廃用症候群を起こし、せっかく入院原因となった状態から回復しても、ADLが低下して退院調整に時間がかかる場合も少なくありません。こういった特徴を踏まえ、高齢者のもてる力に注目し、相手を尊重した態度で実習に臨みましょう。

▶ 記録を書くために必要なことは?

- 今回の入院のきっかけとなった疾患や症状の状態を把握する。
- 現在の身体状況のデータ(循環、呼吸、消化、排泄、内分泌機能)を収集する。

3 領域別 臨地実習記録
③老年看護学実習

◎ **既往歴とその治療経過を把握する。**

　高齢者では疾患による影響のみではなく、加齢に伴う生理的変化が身体的状況に影響を及ぼします。また、薬物動態の変化などもありますから、疾患に伴う影響のみではなく、老年期の特徴をよく把握したうえで上記の視点で患者さんの状態を捉えることが大切です。

◎ **入院前のADLの状態、特に排泄、食事（嚥下状態を含む）、移動、清潔保持はどのように行っていたのか、の情報を収集する。**

◎ **家族関係、キーパーソンを把握する。**

◎ **患者さんの価値観や生活習慣について把握する。**

　患者さん一人ひとりを尊重した個別性のある看護の実践のためには、上記のような視点での観察が非常に重要です。

▶ 記録物の種類と記録内容（例）

　呼び名や細かな記述内容、情報収集の枠組みなどは、学校によって異なる場合があると思いますが、老年看護学実習における受け持ち患者さんの看護記録として、主な記録の要素をあげています。次のA〜Eのすべてについて、p.124からその実例と講評を紹介しています。

A 看護診断記録：患者さんの情報を、ゴードンの機能的健康パターンのアセスメントの枠組みに沿ってまとめ、看護診断を導き出します。

B 看護診断リスト：「看護診断記録」であがったいくつかの看護診断を優先順位に沿って整理します。

C 看護計画：各看護診断をもとに、看護目標を定めて援助計画を立てます。

D 看護経過記録：まずは看護計画ごとに、その日の目標とする患者さんの状態と、それを達成するための主な計画を書きます。それをもとに観察した患者さんの状態や反応を、行った看護とともに評価し、翌日の看護につながるよう、あるいは看護過程の各段階にフィードバックするようにまとめます。

E 看護要約（サマリー）：上記すべての内容を、要点をおさえて簡潔にまとめます。

PART II　いろいろなレポート 書き方のポイントと評価の視点

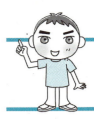

実習記録の実例と講評

受け持ち患者の基本情報

年齢、性別	93歳、女性
医学的診断	左大腿骨頸部骨折
既往歴	15年前に高血圧を指摘され、内服治療中。2週間に1度、近医が往診に来ていた。
現病歴	椅子に座ろうとして足元がふらつき、尻もちをついた。その直後から左大腿部の痛みを訴え、動けなくなる。家族が救急車を呼び受診した結果、左大腿骨頸部骨折で入院となる。入院時は左足の痛みを強く訴えており、動きたがらない。
治療	・入院時は低栄養状態（TP 5.2 g/dL、Alb 2.8 g/dL、Hb 9.8 g/dL）で、年齢相応の循環・呼吸機能の低下が認められた。家族との話し合いの結果、寝たきりを防ぐためにリスクは高いが手術を行うこととした。 ・痛みはあったが、牽引による循環障害や神経麻痺のリスクを考慮し、手術まで牽引はせずに患肢の安静と栄養状態の改善を図るためアルブミンの点滴を行った。 ・入院5日目（11月5日）、腰椎麻痺下で骨接合術施行予定。
日常生活の様子	・要介護2。約10年前からほとんど外出をせず、自宅で居室内を伝い歩きする程度。食事、排泄（尿意、便意あり）、着替え、洗面はなんとか一人でできる。 ・65歳の娘とその夫との3人暮らし。日中、娘夫婦は仕事のため、患者は1人になる。昼食は娘がベッドサイドに用意しておくものを好きな時間に食べる。週1回デイケアで入浴、昼食、レクリエーションを受けている。 ・難聴（左耳のほうがやや聞こえやすい）、老人性白内障のため、コミュニケーションはとりづらい。認知症の診断は受けていないが、家族によると2～3年前より話がかみ合わないことが増え、物忘れも悪化している。服薬の管理は娘が行っている。 ・家族によると、2～3年前から話がかみ合わないことが多くなったという。

学びを深めるためのポイント

> もしもこの患者さんを受け持ったら…

　左記の基本情報を踏まえ、この患者さんを実習で受け持つことになった場合をイメージして、実習での学びを深めるための学習ポイントを確認しましょう。

　この患者さんはかなり高齢で、健康管理能力や生活機能が低下し、入院前から家族の力を借りて生活している状態でした。今回の手術に踏み切った理由も、家族の介護負担の軽減です。そこを踏まえて看護を展開することがポイントです。

事前学習のポイント

- 廃用症候群、特に褥瘡、静脈血栓症、筋萎縮、関節拘縮、嚥下障害について復習しておきましょう。
- 大腿骨頸部骨折の病態生理と治療、看護、特にこの疾患で行われる手術とその後の看護について、よく理解しておきましょう。
- 受傷による疼痛や急な入院による環境の変化により、せん妄をきたすおそれがあります。せん妄と認知症の違い、看護について学習しておきましょう。
- この患者さんの退院はまだ先ですが、高齢者が在宅で療養するにはどんな社会資源があり、どう退院調整をしたらいいのか考える機会となります。そのためにも、介護保険については学習しておきましょう。

実習中に意識したいこと

手術前

- 手術までに二次的合併症や廃用症候群を起こさないための観察やケアを意識的に実施します。特に、褥瘡や静脈血栓症を起こすリスクが高いため注意が必要です。
- 環境の変化のためにせん妄を起こしていないか、言動に注意します。また、ベッドからの転落などの事故を起こさないよう、安全に配慮しましょう。
- 安静は必要ですが、疼痛に配慮してできるだけADLの維持ができるようかかわります。

手術後

- 経過に問題がなければ、疼痛予防を図りながら、手術翌日より積極的に離床を促し、術後合併症を防ぎます。ただし、転倒・転落には十分注意しましょう。
- 手術は身体侵襲が大きく、高齢者ではせん妄の要因となりやすいため十分に注意が必要です。術後数日間は術前に引き続き、言動に注意して観察しましょう。
- 本人・家族の希望を確認し、地域で生活するための目標を看護師のみならず、患者さんにかかわるすべての医療スタッフ間で共有し、それに向けた看護を考えます。

PART II いろいろなレポート 書き方のポイントと評価の視点

> **情報収集、観察のポイント**
> - 入院前の生活状況：ADL（特に移動動作、食事、排泄、入浴、更衣、身だしなみ）、介助量、転倒歴の有無、生活習慣
> - 既往歴、治療状況、内服薬
> - 認知機能
> - 家族関係、キーパーソン
> - 入院前に利用していた社会資源
> - 入院・治療に対する本人、家族の思いや考え、期待

A 看護診断記録

 ゴードンの機能的健康パターンの枠組みのうち、ここではパターン4「活動 – 運動パターン」を取り上げます。

活動 – 運動パターン

情報（11月5日：入院5日目、手術当日）	
ADL・移動（手術前）	
指標によるADLの状態と移動動作の状態 【機能レベル指標】 0：完全自立 1：自助具による介助 2：人手による介助 3：自助具と人手による介助 4：完全介助	食事：0　セッティングすれば一人でOK
	入浴：2　デイケアで1回/週、スタッフの介助を受けて入る
	更衣：0　時間はかかるがほぼ自立
	整容：0　促せばできる
	排泄：0　トイレまで伝い歩き。入院後は膀胱留置カテーテル挿入、おむつ使用
移動	ベッド上、椅子、車椅子：　伝い歩き程度、明日より車椅子乗車予定
歩行	不可・可：杖、ほか補助器具
介護者と介護力	娘

3 領域別　臨地実習記録

③老年看護学実習

生活に必要な体力 （倦怠感、衰弱感など）	家では寝たり起きたりの生活。食事と排泄のときだけ自ら起き上がる。
身体機能障害（程度など）	無、(有)：足元がふらつく。術後、患肢の痛みが強く、鎮痛薬を使用した。
運動習慣	なし
レクリエーション	強いて言えばテレビを見ること
余暇活動、社会活動	特にしていない
家庭維持管理 （炊事、清掃、洗濯、買い物など）	本人はできない。娘がすべて行っている。
その他関連情報	術後は創部や点滴を触わっている。 娘を探している様子が見られる。

呼吸系	
呼吸パターン	数：❶18回/分（手術後）、性状：
呼吸困難、呼吸の異常	(無) 有：
咳嗽	(無) 有：湿性・乾性
喀痰	(無) 有：色　　　　　、量
治療・処置 （酸素療法、人工呼吸器など）	手術前後で酸素投与などの指示はない
呼吸機能検査 （血液ガス分析など）	❷手術後 room air で SaO_2 96～97％
その他関連情報 （既往疾患など）	・手術は腰椎麻酔、手術時間40分 ・出血量少量 ・呼吸器疾患の既往なし

組織循環系	
脈拍	数：82回/分（手術前）、90回/分（手術後） 性状：正常（手術前）

127

PART II いろいろなレポート 書き方のポイントと評価の視点

不整脈	無、㊡: 手術後より結滞あり
血圧	130 〜 140/70 〜 90mmHg（手術前/後）
心機能検査 （心電図など）	手術前に内科受診。心エコーを受け、MR^{*1}、TR^{*2}、AR^{*3}を認めるが、左心房室に拡大がないため、加齢による変化と診断。
腎	尿量：手術前1200mL/日、手術後50 〜 60mL/時 尿の性状：黄褐色
皮膚温	冷感：㊟ 有　　色：普通
治療・処置 （使用薬剤など）	・手術当日のみヴィーンF 500mL 2本の指示 ・手術後3日間、セファゾリン1g×2の指示
その他関連情報 （既往疾患など）	・15年前より高血圧を指摘され、オルメテック5mg×2、カルブロック8mg×1を内服中。 ・手術後左下肢に浮腫あり。 ・❸D-ダイマー（術後）：7.12µg/mL

アセスメント

〈ADL〉

　自宅では、食事や排泄などの必要時以外動かず、高齢でもあることから、入院前から筋力低下や関節拘縮があったと思われる。そのうえ、受傷後からは骨折部位安静保持のために安静臥床を強いられたこと、術後も患肢の創部治療促進のため安静保持が必要なこと、❹術直後から痛みを訴えているうえに一般的に術後48 〜 72時間は創痛が持続することから、手術前後で積極的に動くことは考えにくい。高齢であり、患者の入院前の生活を考慮しても自ら動くことは少ないため、関節拘縮を起こすリスクは高いと考えられる。関節拘縮が進み、ベッドから起き上がれなくなれば、残存している機能も縮小し、寝たきりにつながる。高齢者にとっての寝たきりは、❺体力や身体機能の低下を早めるほか、褥瘡を形成したり、精神活動が低下しさらに認知機能を低下させるおそれがある。つまり危険を冒してまで手術をしても、安静のために臥床が長くなれば患者のQOL低下は避けられない。また、寝たきりになれば退院後のADLには全面的な介助が必要になるため、家族の介護負担が増え、精神的・技術的援助が必要となってくる。手術をする目的が達成できない。そのため、できるだけ身体可動性を低下させないよう早期離床を目指す必要がある。

〈呼吸系〉

　手術前の呼吸機能は明確ではないが、血液ガス分析の結果から、加齢により肺の残気量の増加と換気の効率が低下していることが考えられる。手術は腰椎麻酔で短時間であり、帰室後のデータからも呼吸器系に大きな影響はなかったと思われる。ただ、加齢に伴う呼吸機能の低下はあると考えられるので、創痛が強く、動かずにいると呼吸器合併症を起こす危険もある。また、❻高齢であることに加え、術前から栄養状態も悪く細菌に対する抵抗力が低下していることが考えられ、季節柄気温の変化が大きく、呼吸器感染を起こす危険性もある。しかし、高齢であるため症状の出現が遅れたり自覚症状が現れにくいことから、本人の訴えが少ないことが予想されるので、注意して観察していく。

3 領域別 臨地実習記録
③老年看護学実習

〈組織循環系〉

　高血圧の既往があるが、術前から内服薬によってコントロールされていたと考えられる。心機能も年齢相応である。術後完全に麻酔から覚醒するまでは、循環機能の指標とするため、血圧、脈拍の観察を行っていく。

　❼手術前後の安静による血流のうっ血、血液凝固能の亢進、骨折による血管内壁の損傷などにより、血栓を生じやすい状態である。深部静脈血栓症の予防に努めていく。

　術後から左下肢に浮腫がみられている。これは手術操作により、細胞内の水分が細胞外へ移動したため発生したものと考える。また、❽術前から安静臥床が続いていたため、自律神経反射の低下から生じる末梢血管の収縮力の低下、静脈還流量の増大、低アルブミン血症から生じる膠質浸透圧の低下により浮腫が発生しやすい状態であることが考えられる。そのため、水分出納のチェックと浮腫の観察および軽減を図っていく。

　患者に施された術式では、後出血のリスクは高くない。しかし、加齢による組織修復力の低下、貧血による止血機構の遅延が考えられる。また、明日から離床の指示が出ているが、動くことで創部が刺激され、後出血を招く危険もある。後出血は、貧血の悪化や創部の治癒遅延、離床の遅れなど全身状態の悪化につながる。また、失血性ショックに陥りやすい。そのため後出血の予防、早期発見のための観察が必要である。

看護診断

\# 手術操作に伴う組織の損傷や血管の損傷、加齢による組織修復力の低下に関連した出血リスク状態
\# 手術前後の安静による血流のうっ滞、血液凝固の亢進、血管内壁の損傷に関連した非効果的末梢血管組織循環
\# 受傷後からの安静臥床、患肢の安静および創痛による活動量の低下に関連した身体可動性障害

＊1 MR（mitral regurgitation）：僧帽弁閉鎖不全症（逆流）
＊2 TR（tricuspid regurgitation）：三尖弁閉鎖不全症（逆流）
＊3 AR（aortic regurgitation）：大動脈閉鎖不全症（逆流）

講評〈評価の視点〉

もっとよくするための アドバイス

下線❶　術前の呼吸数や呼吸状態はどうでしたか？

　手術当日ですから、術前と比較して変化がないかどうかをみるために、術前の呼吸数や呼吸状態の情報もあるといいですね。

下線❷　術前の呼吸機能はどうだったでしょうか？

　一般的に全身麻酔で手術を行う患者は、手術前に呼吸機能検査を行います。特に老

PART II　いろいろなレポート 書き方のポイントと評価の視点

年期の患者は呼吸器疾患の既往がなくても、加齢による呼吸機能の低下が予測されることから、呼吸器合併症を防ぐためにこれらの情報は重要です。この患者さんは突然の入院で患肢の疼痛が強く臥床安静であること、腰椎麻酔による手術であることから、スパイロメーターによる換気機能検査は行っていないと考えられます。しかし、動脈血ガス分析は行われているでしょう。術前後にどのような検査が行われるのかを把握し、その結果はどうなのか明記してアセスメントに活かしましょう。

下線❸ 静脈血栓塞栓症をアセスメントするための情報が不足しています。

　高齢で下肢骨折のために安静を強いられていることから、静脈血栓塞栓症、特に深部静脈血栓症（DVT）を起こす危険性が高いと考える必要があります。そのための情報として、術前後のD-ダイマーやプロトロンビン時間（PT）、活性化部分トロンボプラスチン時間（APTT）など、抗凝固系検査の値や足背動脈の触知の有無について情報収集し、アセスメントに活かしましょう。

下線❹ GOOD！アセスメントの枠組みを正確にとらえられていますね。

　よくある間違いは「認知 - 知覚パターン」と混同し、ここ（「活動 - 運動パターン」）で痛みのアセスメントをしてしまうことです。この学生は、創痛が身体可動性を障害する原因となっていること、身体可動性が障害されるとどういうことにつながるのかを述べることができています。

下線❺ 表現が具体的でわかりやすいですね。

　ここは「廃用症候群をきたすおそれがある」と書きたくなるところでしょう。それをこのように表現すれば、具体的にどのようなことが危惧されるかが明確になりますね。

下線❻ 活動 - 運動パターンでアセスメントすべき事柄でしょうか？

　このアセスメントの内容自体は間違いではありません。しかしこれは、「栄養 - 代謝パターン」におけるアセスメントです。情報は複雑に関連し合っていますので、枠組みがあやふやになりがちですが、今はどのパターンをアセスメントしているのか、常に意識できるようにしましょう。

下線❼ 今の状態を放っておいたら、どのような危険があるのでしょうか？

　深部静脈血栓症を起こす危険があるというアセスメントは、ある程度は書けています。加えるとすれば、次のようなことを考えてみましょう。実際に手術後のD - ダイマーは上昇しています。この患者さんの状態を考えると予防行動を自発的にとることは難しく、高齢で、自宅での活動量からみても筋肉量は減少していると考えられま

す。これらも深部静脈血栓症を起こすリスク要因になりますね。

ただし、このアセスメントには成り行きがありません。静脈血栓が生じた場合、離床時に肺血栓塞栓症などの合併症を起こす危険性があります。生命の危機につながりますから、予防と早期発見に努める必要があります。そこまで書けるようにしましょう。

> **下線❽** GOOD！浮腫の原因がとても具体的に表現できています。
>
> 生理学的な知見に基づいて浮腫の原因を具体的に明確にしながら、とてもよく書けています。

B 看護診断リスト

A「看護診断記録」であがった看護診断を整理します。看護診断された根拠を要約して記載します。複数の看護診断がある場合は優先順位を検討し、根拠に加えます。ここではパターン1「健康知覚・健康管理パターン」、パターン2「栄養・代謝パターン」、パターン6「認知・知覚パターン」であがった診断と合わせて優先順位を決定していきます。

#	看護診断 （看護上の問題）	立案・解決日	機能的健康パターン	診断の根拠
＃1	手術操作に伴う組織の損傷や血管の損傷、加齢による組織修復力の低下に関連した出血リスク状態	11/5	4	術式からは、後出血のリスクは高くないが、加齢による組織修復力の低下や、貧血による止血機構の遅延も考えられる。明日から離床すれば後出血を招くことも考えられる。生命の危機にかかわるため＃1とする。
＃2	手術による組織の損傷と不安、孤独感に関連した安楽の変調：急性疼痛	11/5	6	患者は入院前から認知機能の低下もみられており、創痛が精神活動をいっそう阻害するおそれがある。創痛がコントロールできれば体を動かすことも可能と考えるので、＃2としてかかわる。

#3	手術前後の安静による血流のうっ滞、血液凝固能の亢進、血管内壁の損傷に関連した非効果的末梢血管組織循環	11/5	4	高齢で筋肉量が減少していることに加え、手術前後の安静による血流のうっ滞、血液凝固能の亢進、血管内壁の損傷などにより、静脈血栓を生じやすい状態といえる。血栓を生じると離床時に肺血栓塞栓症を起こすリスクがあり、生命の危機に直結する。そのため、深部静脈血栓症の予防および早期発見に努める。
#4	低栄養状態、患肢安静のため、同一体位が多いこと、おむつにより皮膚が湿潤・汚染しやすいことに関連した皮膚統合性❶リスク障害	11/5	2	低栄養状態で左大腿骨頸部骨折のため、術前後をとおして同一体位をとることが多い。また、おむつによる皮膚の湿潤や汚染のため、褥瘡発生のリスクが高い。❶すでに右殿部に4cm大の発赤がある。これ以上悪化しないよう援助する必要がある。
#5	高齢、低栄養状態、貧血により、全身の抵抗力の低下、創部に触れ汚染する危険があることに関連した感染リスク状態	11/5	2	患者は高齢で低栄養状態であり、細菌に対する抵抗力が低下している。また、創部を手で触れようとする行為がみられることから、創部が汚染し感染を起こすおそれがあるため、#5としてかかわる。❷
#6	点滴や膀胱内留置カテーテルの挿入による拘束感やストレス、認知機能の低下、つじつまの合わない言動に関連した身体損傷リスク状態	11/5	1	患者は手術という状況の変化に加え、手術後の疼痛や点滴、膀胱内留置カテーテルによる拘束感により、つじつまの合わない言動がみられ、軽度のせん妄状態であると考えられる。もともと認知力の低下もみられ、今の自分の状況を十分認識できず、挿入物の自己抜去やベッドから転落する危険がある。したがって、積極的に事故予防に介入していく。❷
#7	受傷後からの安静臥床、患肢の安静および創痛による活動量の低下に関連した身体可動性障害	11/5	4	高齢であり、治療上必要であるとはいえ、臥床が続くと筋力低下や関節拘縮など二次的障害が発生し、寝たきり状態になるおそれがある。これは身体機能の低下のみならず、認知症を招くおそれが高く、入院以前の生活が維持できなくなることも考えられ、手術した意味がなくなってしまう。そのためできる限り早期に離床を図り、機能維持に努める。ただし患者の状態を観察しながら進める必要があることから優先度は下位とした。❸

3 領域別　臨地実習記録
③老年看護学実習

講 評〈評価の視点〉

もっとよくするための アドバイス

下線❶ すでに発赤がある状態で「リスク」と言ってよいでしょうか？

　右殿部に発赤がみられているので、「リスク」ではなく、「皮膚統合性障害」です。発赤の消失を目指すと同時に、新たな褥瘡を発生させないよう積極的に介入する必要があります。

❷ この2つの看護診断の優先順位は、この順でよいでしょうか？

　患者さんは術後せん妄を起こしていると考えられます。点滴を自己抜去すれば必要な薬剤が体内に入らないというだけでなく、抜去部からの出血も起こります。ベッドから転落すれば骨折や頭部外傷を負う危険性もあります。患者さんは状況判断力が低下しているため、看護師側が積極的に事故予防を行っていく必要があります。一方、手術当日で創部はガーゼで保護され、ドレーンの挿入もないため、創部感染が起こる危険性は低いと考えます。よって、優先順位は逆のほうが適切と思われます。

　ただし手術翌日（術後1日目）には、膀胱内留置カテーテルは抜去され、食事や水分が摂取できれば抗菌薬の点滴だけになります。術後1日目は優先順位を見直す必要があります。

❸ GOOD！#7とした理由を明確に書けていますね。

　ADLを縮小させないために、この患者さんにとって身体可動性の障害は重要な診断となります。しかし、手術当日の患者さんの身体的・精神的状態から考えると、優先順位は最後となりますね。

PART II　いろいろなレポート 書き方のポイントと評価の視点

C　看護計画

 B「看護診断リスト」で＃7とした看護診断に対して、看護計画を立案していきます。

看護診断（看護上の問題）＃7	目標とする患者の状態（看護目標） ❶
受傷後からの安静臥床、患肢の安静および創痛による活動量の低下に関連した身体可動性障害	1. 車椅子上で3食の食事ができる。 2. 端座位になり、ベッド柵を把持して10分間座ることができる。

月/日	D Plan	T Plan	E Plan
11/6	1. 現在の身体可動性についてアセスメントする。❷ 　1）車椅子移乗の状況 　（1）側臥位がとれるか 　（2）体を起こすことができるか 　（3）足をベッドから降ろすことができるか 　（4）端座位は安定しているか 　（5）床に足底がついているか 　（6）ふらつかず立位がとれるか 　（7）右足を軸に車椅子へ移乗できるか 　2）排泄動作の状況 　（1）尿意・便意は伝えられるか 　（2）車椅子でトイレへ行けるか 　（3）ズボンの上げ下げはできるか 　（4）便座への移乗はできるか 　（5）排泄後の後始末はできるか 　3）その他の動作の状況 　（1）食事動作 　（2）車椅子乗車時間 　（3）清潔動作	1. ❸ベッド上での運動：関節可動域の維持と筋力アップを図る。 　1）大腿四頭筋等尺運動 　2）股関節の自動運動 　3）膝関節の自動運動 　4）足関節の自動運動 　5）足指の運動 2. ❹車椅子に乗る機会をつくる。 　1）❹食事の時に車椅子へ移乗する。まず昼食時から開始し、徐々に夕食時、朝食時と拡大する。移乗は下記の方法で行う。 　（1）ベッドの高さを一番低くする。 　（2）患者に右側臥位をとってもらい、できるだけ右肘に力を入れて体を起こすよう促す。 　（3）患者の両足底が床につくように端座位に座る。右手でベッド柵につかまり、体を支えるよう促す。 　（4）看護師が靴を履かせる。	1. 体を動かす必要性について本人へ説明する。 　1）自宅に帰ったときに、以前と同じように生活することができなくなってしまうので、できるだけ食事や排泄は車椅子に乗って行うようにする。 　2）手術したばかりでつらいと思うが、動かないとどんどん筋力が低下して、関節も動かなくなる。無理はしなくてよいが痛みがない範囲で、できるだけ体を動かしてほしい。 　3）疲れたり、痛みがあればすぐに看護師に伝える。 2. ❺体を動かす必要性について家族へ説明する。 　1）手術後痛みがあるからと動かずベッド上で寝ていると、筋力が低下したり、関節が硬くなり動かなくなる。

（4）身だしなみ

2. 身体可動性を阻害する因子をアセスメントする。

1）疼痛の有無と程度

2）疲労感、全身倦怠感

3）精神状態：気力、意欲低下、うつ、認知力

4）安静度、安静期間

3. 本人の認識度についてアセスメントする。

1）運動の必要性

2）車椅子に乗る意欲はあるか

3）車椅子乗車時間はどれくらいか

4）日常生活動作は自ら行おうとするか
（1）食事
（2）排泄
（3）清潔動作（口腔ケア、清拭）
（4）身だしなみ

(5) 看護師は患者の前に立ち、患者が立ち上がれないときは腰を支える。
(6) 右足（健側）を軸にして体を回転させ車椅子に座るよう声をかける。不安定なときは看護師が腋窩を支える。

2）❻膀胱留置カテーテル抜去後に尿意があるときは、車椅子でトイレへ移動する。

3）胸部X線などの検査は車椅子で移動する。

3. 端座位の保持の機会を設ける。

1）トイレ以外で端座位になった際は、すぐに車椅子に移乗するのではなく、しばらく座っている時間をとる。最初は3分程度から始め、患者の様子を見ながら徐々に時間を延長する。

2）筋力低下や関節拘縮を起こすと、以前のように一人で身の回りのことができなくなり、手術をした意味もなくなる。

3）リハビリテーション以外にも病棟内でできるだけ車椅子に乗って動くことが、筋力低下や関節拘縮の予防につながる。患者の体調に合わせ、無理のない範囲で車椅子乗車を進めていく予定である。

4）家族も、患者ができることは、なるべく一人で行えるよう促してほしい。

講 評 〈評価の視点〉

もっとよくするための アドバイス

❶ いつまでにこの状態になればよいかを示せたら、もっといいですね。

　何ができるようになったら入院前の生活に戻れるのかをよく考えた目標設定になっています。このように目標は、患者さんに具体的にどうなってほしいのかを考えて設定します。そうすると評価もしやすくなります。

　ただ、目標には達成期限を設定しておいたほうがよいでしょう。1は目標として大きいので、小目標を設けるといいでしょう。たとえば、「11月7日（術後2日目）までに昼食を車椅子上で摂取できる。11月9日（術後4日目）までに3食車椅子上で摂取できる」という具合いです。

135

PART II　いろいろなレポート 書き方のポイントと評価の視点

❷　GOOD！目標を意識した観察項目になっています。

　身体可動性の観察項目を「各関節の関節可動域の状態」「上肢、下肢の筋力の状態」とする学生が多くいます。しかしそれでは具体的に何を観察したらいいのかわかりません。このように、目標達成を視野に入れて観察項目を考えましょう。

下線❸　リハビリテーション以外にも、病棟で自動運動を積極的に行ったほうがいいのでしょうか？

　廃用症候群の予防のために、疼痛をコントロールしながら手術翌日には理学療法士によるリハビリテーションが開始になります。この患者さんは高齢であり、リハビリテーションの時間以外に特別に運動するのは肉体的にも精神的にも負担がかかります。

　老年期の患者さんは、術後の離床に対して消極的な傾向があります。しかし安静臥床を続けていると、ADLはみるまに低下し、寝たきり状態を招きます。そのような事態を防ぐために、患者さんの状態をみながら、無理せず計画的に早期離床を図る必要があります。また、深部静脈血栓予防のためにも早期離床が推奨されています。

　患者さんに早く動けるようになってほしいと思うあまり、リハビリテーションで行っている内容と同じ運動を病棟内で計画したり、成人期の患者さんと同じように離床を進めようとする学生が見受けられます。それでは患者さんが学生の援助を拒否することにもつながりかねません。老年期の特徴を十分理解したうえで患者さんや家族が運動をどのように捉えているのか、何を期待しているのか把握し、その人に合わせた離床計画を立て、ADLの低下を防ぐようにしてください。

下線❹　日常生活のなかにうまく運動を組み、その方法を具体的に記述できていますね。

　日常生活行動自体が運動になるように計画されています。

　さらにここには、いつどのように患者さんに動いてほしいのか、どこを看護師が介助するのかが明記されています。老年期の患者さんは、同じ年齢で同じ疾患であっても運動能力は人それぞれですから、患者さんの能力に合わせた計画立案は大切です。

　この計画を実施し、日々の記録のなかでこの方法が患者さんに適しているのかどうか、目標達成できるのかどうかを評価します。これでうまくいかなければ、指導者や患者さんと相談して計画の追加・修正を行います。ここでは省略していますが、Tプランの3も同様に具体的な計画を考えます。

下線❺　GOOD！家族に説明する内容が具体的に表現できています。

　この患者さんのように、退院後も家族が在宅で介護をしていく場合は特に、援助の必要性や援助内容、その方法をキーパーソンに理解してもらえるよう指導します。退院が決まってから指導をするのではなく、入院の初期から少しずつ協力を依頼します。

3 領域別 臨地実習記録
③老年看護学実習

下線❻ 毎回トイレで排泄をしたほうがいいでしょうか？

　この患者さんは自宅でもあまり動かずに生活していました。高齢者は服薬の影響や膀胱許容量の低下により、頻尿である場合も多いものです。手術後は疼痛もあるため、膀胱留置カテーテル抜去後に、排尿のたびに毎回トイレへ行くのは患者さんにとって負担かもしれません。疼痛の有無や動作の様子を観察し、患者さんの気持ちを確認し、最初は1日1〜2回程度のトイレ排泄を目標にするといいでしょう。そして、徐々にトイレで排泄できる回数を増やしていきます。このように段階的な計画として記載しておきましょう。

D 看護経過記録

C「看護計画」で立案した計画について、その日の目標と、それを達成するための計画をあげ、計画に基づいて看護実践し評価した結果を整理していきます（実習目標③の「D」「T・E」「評価」は省略しています）。

11月8日（術後3日目）

今日の実習目標（患者の状態、実習項目）
- #7・① 車椅子に乗って昼食を摂取後、そのまま30分乗車できる。
  - ② 端座位になってベッド柵を把持し、5分間座れる。
  - ③ 2回に1回、車椅子でトイレへ行ける。

時間	#	D（観察と診断）(SOA)	T・E（ケアの実施）	評価
11:30	7	**S**・（こちらの働きかけに対して）え？何？痛いねえ、あまり動きたくないけれど、お昼ならしかたないねえ。 **O**・仰臥位から右側臥位にはなれるが、創痛を訴え、左足を突っ張ったまま起き上がろうとする。❶ ・声かけでゆっくり膝を曲げるが、自力で上半身を起こすことはできない。介助が必要。❶	T Plan ・昼食に向けて車椅子への移乗実施 ・車椅子移乗前に、端座位保持5分間実施	・❷目標②は達成できた。 ・創痛があり、それをかばうためか一人で起き上がれない。❸起き上がり方を理学療法士に相談し、計画に追加する。

137

PART II　いろいろなレポート 書き方のポイントと評価の視点

| | | ・端座位は安定している。ベッド柵につかまり、5分間座れる。顔は下を向いている。❶
A ・創痛はあるものの車椅子移乗に承諾してもらえた。
・痛みがあり、不自然な起き上がり方になってしまい、介助が必要な状態である。
・端座位は安定して問題ない。 | | |

講評〈評価の視点〉

もっとよくするための アドバイス

❶ GOOD！よく観察できています。

Dプランに沿って具体的な観察ができていますね。

下線❷ これは「評価」ではなく「結果」にすぎません。

　評価とは、目標が達成できたかできなかったかということだけではありません。達成できた、またはできなかった理由や今後どういう方向でかかわればいいのかを具体的に書く必要があります。

　「D」欄には、すべての目標達成はできなかったものの、現在の状態や今後の方向性を書けています。この観察内容に対する評価としては、「術後3日が経過し、少しずつ入院前の筋力が戻りつつあるのか上半身の傾きもなく、目標②は達成できた。明日は最終目標である10分間端座位がとれるようにかかわる」としてはどうでしょうか。

下線❸ GOOD！患者さんにかかわる様々な医療者の意見を聴くことは大切です。

　運動器疾患の場合、患者さんを支える医療チームとしてリハビリテーションスタッフも携わっています。リハビリテーションスタッフは、ADLについては専門家です。彼らの意見を求め、よりよい方法を検討し計画を追加することは適切な方法ですね。

3 領域別 臨地実習記録
③老年看護学実習

E 看護要約

実例 #7とした看護診断に関して、サマリーをまとめます。

実習期／実習病棟	老年期／整形外科	受け持ち期間	11月5日～15日（11日間）
受け持ち患者	93歳、女性	医学的診断	左大腿骨頸部骨折
		手術名	骨接合術
看護診断リスト	受傷後からの安静臥床、患肢の安静および創痛による活動量の低下に関連した身体可動性障害		
看護経過	退院後の在宅療養に向け、入院前の生活に近づけるよう身体機能が回復し、家族の介護量が最小限となることを目標に援助を行った。安静による廃用症候群予防のため、食事を座位で摂取する、車椅子でトイレへ行き排泄できる、車椅子乗車時間の確保をするための援助を行った。最初患者は運動の必要性が理解できず、創痛や倦怠感を理由に拒否することもあった。しかし、患者に苦痛のない範囲で自ら日常生活動作を行うような働きかけをした。その結果、排泄時は毎回車椅子でトイレへ行くようになった。食事動作、上半身の寝衣交換、歯磨きも一人で行えるようになった。車椅子乗車は1時間可能になった。		
看護の評価・考察 （目標の達成度および残された問題、援助内容）	車椅子乗車時間が長くなり、トイレでの排泄もできるようになった。日常生活動作も広がったことから、援助の効果はあったと考える。 ❶		

講評〈評価の視点〉

もっとよくするための アドバイス

❶ 目標が達成できたことの振り返りができています。しかし、残された問題がないか、考えてみましたか？

看護要約には、自分が行った看護の達成度だけでなく、患者さんが今後も継続して必要な看護を受けられるよう、残された問題も記載しておきましょう。

PART II　いろいろなレポート 書き方のポイントと評価の視点

　この患者さんの場合はたとえば、「家族は受傷前のように、何とかトイレまで歩けるようになってほしいと希望している。理学療法士と相談しながら、今後はシルバーカーを使ってのトイレ歩行を目標にするとよいと考える」と自分の意見を書いておくと、患者さんの今後に対する家族の希望もわかりやすくなるでしょう。

CHECK!

老年看護学実習のまとめ

　高齢者は長い人生を生きており、人生観や価値観のみならず、生活習慣や健康観による違いが身体的側面や認知面に与える影響も、成人期より大きいといえます。ふだん（入院前）の生活がどうだったのか、今回の発症や受傷、慢性疾患の急性憎悪などにより、ふだんと比べて身体的、精神的、社会的にどう変化したのかを念頭におき、看護展開をしていくことが重要です。

　繰り返しになりますが、高齢者は容易に二次的合併症や廃用症候群を発生し、せっかく入院原因となった状態から回復をしても、ADLや認知力が低下して退院調整に時間がかかる場合も少なくありません。患者・家族はどのようなゴールを望んでおり、そのためにはどのような社会資源が利用可能なのか一緒に考えて退院調整を行っていく必要があります。

3 領域別 臨地実習記録
④ 小児看護学実習

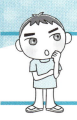

小児看護学実習って、どんな実習？

▶ 実習で学ぶ内容、実習の目的

◎ **発達段階に応じた援助を理解し実践する。**
　小児は常に成長・発達の過程にあり、精神・運動機能、社会性の未熟さを備えています。小児看護学実習ではその未熟さが病状や入院生活に及ぼす影響を捉え、発達段階に応じた回復過程の支援を考え、実践できる力を養います。

◎ **患児を支える家族に対する看護を学ぶ。**
　患児を支える家族も身体・心理・社会的に問題を抱えることが多く、入院により生じた家族への影響にも焦点をあてて家族機能がうまく働くよう支援する必要性を学びます。

◎ **外来実習では、育児支援における看護の役割を理解する。**
　外来実習は、乳幼児健診や予防接種などの見学をとおし、健康の促進を図る看護の役割について学ぶ機会になります。子どもの健康な成長を願う家族の思いや、育児支援における看護師の活動を見学していきましょう。

▶ 記録を書くために必要なことは？

◎ 受け持ち患児の疾患の病態（疾患の定義、診断基準、原因・誘因、症状）、主な検査、治療過程（薬物療法、運動療法、食事療法など）を理解しておく。
　病棟実習では短期入院の患児を受け持つ場合が多く、初日には看護診断を明確にし、翌

PART II いろいろなレポート 書き方のポイントと評価の視点

日から積極的に看護実践に取り組む必要があります。受け持ち患児の疾患のほかにも、急な入院に備え、上気道疾患など主な疾患や発達段階を事前に復習しておくとよいでしょう。

◎ 受け持ち患児の年齢における正常な成長発達過程（身体的・精神的・社会的特徴）を理解しておく。

◎ 受け持ち患児の基本的生活習慣の獲得過程を把握する。

　基本的生活習慣の獲得の過程にある子どもの場合、疾病の影響もあり様々な日常生活に手助けが必要です。患児の年齢における正常な発達過程と照らし合わせながら、食事や排泄、入浴（清拭）などがどこまで自立しているのか、ふだんの様子を母親に確認したうえで介助する必要があります。ただし、急性期には身体的苦痛を抱えながら、治療や処置のなかで怖さを感じたり嫌な思いをしていることがあり、不安を募らせている場合があります。日常生活のケアを、苦痛を感じさせずにできるよう練習をしておきましょう。

◎ 家族から患児の情報を引き出し、患児の状態を捉える。

　頭が痛くても「ポンポンがいたい」と表現するなど、患児は自分の状態をうまく伝えられない場合があります。家族にも情報を確認し、状況を正確に把握できるようにします。

◎ 入院そのものが患児に与える影響を観察する。また、患児の入院に伴う家族役割の変化とその具体的要因を把握する。

　看護の対象は患児と家族であり、家族の状態も捉える必要があります。次の2点を中心に家族の言動からアセスメントを行います。
- 患児が自分でできない健康管理を、家族が担うための知識や実践力
- 疲労による親役割遂行への影響の有無

　また家族と一体になって患児の養護に取り組めるよう、Eプランは患児に対してだけでなく、家族への説明・指導内容も含めて立案します。

▶ 記録物の種類と記録内容（例）

　呼び名や細かな記述内容、情報収集の枠組みなどは、学校によって異なる場合があると思いますが、病院における小児看護学実習の記録として、主な要素をあげています。それらすべてについて、p.144から実例と講評を紹介しています。

3 領域別 臨地実習記録
④小児看護学実習

A **看護診断記録**：患児と家族の情報を収集し、アセスメントから看護診断を導き出します。病態・治療過程が、患児や家族に及ぼす影響を分析します。

B **看護診断リスト**：「看護診断記録」であがったいくつかの看護診断を優先順位に沿って整理します。

C **看護計画**：各看護診断をもとに、成長発達段階を踏まえて目標・計画を立案します。

D **看護経過記録**：まずは看護計画ごとに、その日の目標とする患児や家族の状態と、それを達成するための主な計画を書きます。それをもとに観察した患児や家族の状態や反応を、行った看護とともに評価し、翌日の看護につながるよう、あるいは看護過程の各段階にフィードバックするようにまとめます。

E **看護要約（サマリー）**：上記すべての内容を、要点をおさえて簡潔にまとめます。

番外編 **外来実習記録**：受診時の診察中の状況から、患児の発達段階を踏まえ、患児・家族に必要な看護を考察します。

PART II　いろいろなレポート 書き方のポイントと評価の視点

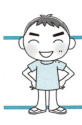

実習記録の実例と講評

受け持ち患児の基本情報

年齢、性別	2歳3か月、男児
医学的診断	川崎病
症状	苺舌、口唇の発赤・腫脹、5日間にわたる38℃台の発熱、左頸部リンパ節腫脹、不定形発疹、手指の硬性浮腫
治療経過	入院初日よりγグロブリン療法、アスピリン内服が開始となる。現在、入院2日目でベッド上安静。徐々に37℃台まで解熱しはじめた。
家族背景	父32歳、母30歳、4歳の姉の4人暮らし。父は毎日仕事のため22時頃帰宅する。入院は、患児・家族にとって初めての経験である。
入院経過	母親は、入院当初より患児に付き添い、病室で寝泊まりをしている。病室では母親が涙ぐむ姿や夜眠れていない姿、患児が話しかけても反応が乏しい姿が多く見受けられるようになった。その一方で患児の母親への甘えは顕著で、母親の反応があまりないと母親を呼んで叫んだり、抱っこを求める姿が多くみられるようになった。

もしもこの患児を受け持ったら…

学びを深めるためのポイント

　上記の基本情報を踏まえ、この患児を実習で受け持つことになった場合をイメージして、実習での学びを深めるための学習ポイントを確認しましょう。

事前学習のポイント

- 2歳3か月児の発達について、運動、情緒、社会性、言葉などの側面から、目安を把握しておく。

144

③ 領域別　臨地実習記録
④小児看護学実習

- 患児の基本的生活習慣の獲得の状況を把握するために、母親に確認すべき項目をおさえておく。
- 川崎病の病態生理、治療、看護について復習する。

実習中に意識したいこと

- 初めての入院であり、患児のなかで治療や処置に伴う恐怖心が少しでも和らぐような対応を心がける。
- 2歳3か月児の発達段階を踏まえ、患児本人の状況に合わせた説明や言葉がけができるようにする。
- 患児の病状経過と合わせ、キーパーソンである母親の心身の疲労状況について注視する。

情報収集、観察のポイント

- 基本的生活習慣の獲得の状況を母親に確認し、日常生活援助に役立てる。
- 病状回復の経過が順調であるかどうか、川崎病の病態と照らし合わせ、発熱／解熱の状況や、苺舌、口唇の発赤・腫脹、左頸部リンパ節腫脹、不定形発疹、手指の硬性浮腫の状況を観察する。
- 患児に24時間付き添っている母親の心身の疲労の様子や、家族（患児の父親）や周囲からの支援の有無、4歳の姉の様子（退行がみられないか）など、家族看護の視点で観察する。

A　看護診断記録

実例 患児や家族に関して収集した情報と、それに基づくアセスメントを取り上げます。

情報（12月10日：入院1日目）	
就学状況	未就学（保育園に通っている）
同居者、家族背景	父（会社員、32歳）、母（パート勤務、30歳）、姉（保育園児、4歳）の4人暮らし ❶
主な支援者	母 ❷

145

PART II　いろいろなレポート 書き方のポイントと評価の視点

疾患・治療に対する家族の理解・思い	・将来的な影響を心配している。 ・川崎病について情報を得ている。
健診受診状況	必要な健診は受けてきた。
予防接種	・四種混合、BCG、MRワクチンを接種している。
家族のしきたり	特になし
その他 （家族の状況、支援者の様子など）	医師から疾患と治療内容の説明あり。　❷

アセスメント

　外来を受診し、川崎病と診断された直後に入院となり、母親の表情から漠然とした❸不安と疲労が見受けられる。❹患児の付き添いは母親が行い、父親の協力が得られていないため、母親の負担が軽減するよう❺家族間の調整を促していく必要がある。　❻

看護診断

\# 疾患の合併症および甘えやストレスによる激しい啼泣に続発する心臓組織循環減少リスク状態
\# 点滴留置および低年齢による危険予測の未熟さに関連した身体損傷リスク状態
\# 患児の甘えの増大、病状への不安、休息の不足に関連した介護者役割緊張

講 評〈評価の視点〉

もっとよくするための アドバイス

❶ 患児の入院によって、家族関係・役割の変化が生じていないでしょうか？

　父親は夜遅くまで仕事をしているようで、母親の付き添い入院の交代など協力は得られていません。また幼い4歳の姉は母親と離れた生活となっています。これらは、家族それぞれが一時的分離を余儀なくされているという重要な情報となります。
　4歳の姉にとっても、母親の存在はとても重大であり、母親と離れることで分離不安を生じていることも考えられます。しかし付き添い入院をしている母親は、4歳の姉の世話が困難になっているはずです。患児の入院中は、だれが姉の世話をしているのでしょうか？母親が一時帰宅しているのでしょうか。このように、母親が付き添い

3 領域別　臨地実習記録
④小児看護学実習

入院をする場合に家族間で課題となるのが、母親が担っていた幼いきょうだいの養育の役割をだれが担うのか、という点です。父親の仕事の都合がつかなかったり、祖父母などの近親者の支援が得られない場合、母親がすべて抱えているケースがあります。このため家族間の調整にかかわる情報は早めに捉えていく必要があります。この事例でも、姉の世話を担う家族の存在の有無を確認し、「同居者・家族背景」の欄に記載する必要があります。

❷ 母親の疲労が言動や様子に表出していませんか？ 表情や行動から読み取れる状況を具体的に記述しましょう。

母親の食事・睡眠状況、また、患児への対応に変化はみられていませんか？ 表情や言動を意識的に捉え、記載しましょう。

母親は患児の状態に不安を抱えつつ、入院前から続く看病で疲労を生じている可能性があります。患児のそばを離れられず、食事さえ十分にできていなくても、一般に母親は自ら訴えることは少ないため、こちらから積極的に母親の状況を捉えていきます。

「その他」の欄に姉の世話の状況、患児の甘えが増して常に抱っこを求めている様子などを加えると、母親が抱える役割内容が明らかになります。また、涙ぐんでいたり、睡眠が障害されていること、患児への反応の低下も母親の疲労を推察するうえで大事な情報になります。

下線❸ 母親の"不安と疲労"の要因は何でしょうか？

上記❷にも関連しますが、母親に不安や疲労が生じていることは明らかとはいえ、その状況をただ記録するだけではアセスメントとしては不十分です。不安や疲労が何により生じているのかを具体的に分析すると、対応策を考えることにつながります。

また、この書き方では、不安や疲労の程度もわかりづらいため、具体的な情報に基づいて分析するようにしましょう。

下線❹ 家族による患児の支援状況の成り行きをどのように予測し、看護の必要性をどう考えていますか？

不安や疲労を抱えながら母親が付き添いを続けていくことで生じる問題点は何でしょうか？ 一人で付き添いを担うのは確かに大変ですが、母親の現状から生じ得る問題状況を予測し、看護介入の必要性を検討するようにします。

下線❺ 具体的にはどのような調整を考えていますか？ それを実現できる可能性はあるでしょうか？

子育て家庭の中心は働き盛りの年代に当たり、職場では、自己都合により自由に休

147

PART II　いろいろなレポート 書き方のポイントと評価の視点

暇をとることが難しい場合がよくあります。事例の父親も毎日遅くまで仕事をしており、母親の入院付き添いを交代することは現実的ではなさそうです。

そこで母親に祖父母の協力が得られるか確認し、可能であれば、姉の世話を委ねたり、付き添いを交代してもらうことを提案するのもよいかもしれません。しかし、ふだんから祖父母との良好な関係性が築かれていなかったり、祖父母が高齢であると協力を得ることが難しい場合もあります。このように他者の協力がこれ以上得がたい場合も想定し、看護としてできることを考える必要がありますね。

❻　患児が母親に求める役割とはどんなことでしょうか？

患児の入院期間中の家族関係は通常とは異なる状況にあり、各々の担う役割に変化が生じます。通常ならうまく機能していた状態に変化が生じ、不慣れな役割に各自の負担が増加します。

事例の場合も、入院付き添いに伴い母親がこれまでの家庭役割を果たすことが難しくなっており、これによって患児・家族が治療に専念できない状態に陥ることも考えられます。家族機能の変調が患児に与える影響を踏まえ、キーパーソンとなる母親に患児が求める役割を具体化しましょう。

たとえば、母親は安心感を与える（甘えさせる）、日常生活における補助を行う存在だとします。その場合、主に患児が母親を必要とする時間、内容（食事、入眠前など）を明確にすることで、患児 - 母親の役割遂行における看護介入の方法がみえてくるでしょう。

上記❸❹❺と考え合わせて改めてアセスメントすると、次のように記述できるでしょう。

「母親の涙ぐむ様子や十分な睡眠がとれていない様子から、患児の状態や先行きへの不安が見受けられる。患児からの呼びかけへの反応も乏しくなり、そのことでさらに患児の甘えが強くなる様子が見受けられ、母親の負担が増している。母親は入院5日前からの発熱への看病疲れや睡眠不足があるなか、体力的に限界の状態で付き添いを行っていると考えられる。この状態が続くと今後母子関係が損なわれたり、母親が疲弊して育児・介護にかかわれなくなる可能性があるため、母親の疲労を軽減する必要がある。しかし、父親は仕事やきょうだいの世話があり、入院付き添いを変わることは困難なため、自分（学生）が患児と遊ぶ時間を設けたり、食事介助や排泄介助を行うことで、日中母親が少しでも横になれる時間を確保したり、看護師と相談して日中一時帰宅できるようにすることを検討する。また、母親の不安や悩みを傾聴し、よき相談相手となれるよう努め、心身の負担を軽減していく。」

3 領域別　臨地実習記録
④小児看護学実習

B 看護診断リスト

 A「看護診断記録」であがった看護診断を整理します。看護診断された根拠を要約して記載します。複数の看護診断がある場合は優先順位を検討し、根拠に加えます。

#	看護診断 （看護上の問題）	立案・解決日	診断の根拠
#1	疾患の合併症および甘えやストレスによる激しい啼泣に続発する心臓組織循環減少リスク状態	12/10	患児は川崎病急性期であり、この時期は合併症の予防と早期発見が生命を守るうえで非常に重要となる。そのため現段階の看護診断では、生命の危機を最優先する。
#2	点滴留置および低年齢による危険予測の未熟さに関連した身体損傷リスク状態	12/10	患児は2歳であり、危険を予測したり、輸液ラインを注意して取り扱うといった行動をとることは困難である。また母親も疲労があり十分に注意が払えないおそれもあることから、安全と治療上の重要性から現時点では身体損傷リスク状態の優先度を2位とし、役割緊張を3位とする。❶
#3	患児の甘えの増大、病状への不安、休息の不足に関連した介護者役割緊張	12/10	

講評〈評価の視点〉

もっとよくするためのアドバイス

❶ 退院後を見据えると、#2と#3の順位を入れ替えてもよさそうですね。

　現在入院2日目であり、急性期という状況を踏まえると優先順位決定の根拠としては正しい解釈ができています。しかし、回復期に移行する段階においては、家族は退院後の生活を見据えて治療行動を担う必要性が高くなるため、できる限り早期に介入することが望ましい問題となります。患児の様子から、身体損傷のリスクがそれほど高くないと判断できる場合には、役割緊張を優先度2位にしてもよいでしょう。

149

C 看護計画

 B「看護診断リスト」で♯3とした看護診断に対して、看護計画を立案していきます。

看護診断（看護上の問題）♯3	目標とする患者の状態（看護目標）
患児の甘えの増大、病状への不安、休息の不足に関連した介護者役割緊張	長期目標：❶母親が家族に協力を依頼できる。 短期目標：母親が不安や疲労を表現できる。

月/日	D Plan	T Plan	E Plan
12/11	1. 母親の不安や疲労の状態 1）表情・発言 2）集中力・いら立ちの有無 3）睡眠状況 4）❷患児への応対 5）❷患児の養護への参加状態 2. 母親の不安や疲労を増強する因子 1）食欲、睡眠状況 2）患児の病状推移 3）患児の日常生活援助（養育）の状況 4）患児の心理状態、母親への依存度 5）きょうだいの養育状況 3. 母親の不安や疲労により生じる問題 1）体調不良 2）患児の心理状態の変化（ストレス増強や治療拒否など） 3）❷母児関係の悪化	1. 母親の疲労を軽減するための援助 1）❸共感的に接し、母親の不安など、思いを傾聴する。 2）母親の身体的疲労を軽減する。 (1) ❹母親と相談し、看護師が患児と一緒に遊ぶ時間を設ける。 (2) 患児の午睡中は母親も休息をとるよう促し、訪室を最小限にする。 (3) 一時帰宅も含め、母親の休息のとり方について母親と検討する。 (4) 母親が一時帰宅した場合はその間の様子を家族に伝える。 2. 家族間の調整 1）母親と話し合う場を設け、祖父母の協力を検討する。 2）家族全体で治療に取り組めるよう医師からの説明を父親同席のもとで受けられるよう日程を調整する。	1. 母親の疲労を軽減するための説明 1）気がかりなことは溜め込まず、質問するよう促す。 2）❺母親の疲労は患児に伝わることを説明する。 3）日常生活援助は看護師も担えることを伝える。 4）母親自身が体調を崩さないよう休息をとる必要性について説明する。 2. 母親以外の家族への説明 1）父親の面会時には、父親の労をねぎらうと同時に母親の状態について説明する。 2）家族の協力が得られるよう、家族間で連絡を取るよう説明する。

講評〈評価の視点〉

もっとよくするための アドバイス

下線❶ 家族への協力依頼が最終的な目標なのでしょうか？

家族間の調整は、あくまでも患児の回復とそれに伴う家族役割の正常化のための手段にすぎません。協力を依頼できるよう調整を図ることは必要であり、できていなければ短期目標にあげるべきですが、母親が疲労により患児とうまく向き合えなくなっている状態を改善することが、♯3に対する最終ゴールです。母親の患児への対応や、育児や今後の治療管理への意欲などを指標として長期目標を設定しましょう。たとえば、「母親の疲労が軽減し、育児に前向きな発言が聞かれる」などとしてはどうでしょう？

下線❷ GOOD！看護上の問題を解決するための重要な視点ですね。

母親の不安や疲労は、食事や睡眠など、母親自身の生活に影響しますが、この事例の場合、すでに患児への接し方に変化がみられています。母親と患児の関係性が悪化する可能性もあるため、患児に接する母親の様子を観察する必要があります。

下線❸ 母親が不安を表出できるようになるための、具体的方法を考えましたか？

母親は、一人で悩みを抱え込んでいる可能性があります。これまで、そうした思いを表出してこなかったことを考えると、母親の傾向を踏まえ、表出しやすい環境を整える必要があります。

患児のことが気になって話に集中できなかったり、家族のプライベートな内容を多床室で話すことへの抵抗なども考慮し、話しやすい環境から考えるようにします。

このTプランの具体策として、「(1)母親が落ち着いて話せるよう、面会室や個室を利用する、(2)患児が昼寝をしている時間などを見計らい話をする、(3)母親の介護をねぎらう」などが考えられるでしょう。

また、傾聴により母親の精神的負担が軽減する場合もありますが、不安の要因となっているであろう患児の病状や治療の先行きなど、説明が可能な内容があれば、医師との仲介を計り、早期に解決するようにしていくこともできるでしょう。

下線❹ 遊び以外の養護で、学生ができることはありませんか？

患児の食事や排泄、清潔の世話はだれが行っているのでしょう？母親に任せきりになっていませんか？

幼児期は、食事、排泄、清潔、更衣などすべての日常生活に大人の手助けが必要で

すが、その世話は母親以外でも可能です。母親にはそばにいてもらい、声をかけたり微笑みかけてもらうだけでも十分なのです。患児が怖がって泣いたりしないようなら、学生や看護師が行うことで母親の負担を軽減しましょう。患児が慣れてくれば、その間は母親には体を休めておいてもらえるようになるでしょう。

Tプランとして、「食事や清拭、排泄介助など、看護師（学生）が担える日常生活援助を実施する。母親の参加希望があれば負担のないよう共に実施する」などとあげられるといいですね。

> **下線❺** この説明を受けた母親が、どのように感じるか考えましょう。

母親は精一杯力を尽くしています。それなのに、母親の様子が患児に悪影響を及ぼす可能性があると伝えられたら、どのように感じるでしょうか？やさしく温かく接したいけれど、十分できなくてつらい、それが母親の心情ではないでしょうか。

この内容だけを説明すれば、母親は否定されたような感覚を覚え、行き場のない思いを抱え、追いつめられてしまう危険性があります。この母親の場合、自分が一生懸命にしないといけない、と気負っていることがうかがえます。Eプランとしては、「母親が精神的・身体的に落ち着いて患児と向き合えるよう、休息の重要性を説明する」などとして、むしろ適度に休むことが患児との関係をより良くしていく、というプラスの影響を伝えていきましょう。

D 看護経過記録

C「看護計画」で立案した計画について、その日の目標と、それを達成するための計画をあげ、計画に基づいて看護実践し評価した結果を整理していきます。

12月11日（入院2日目）				
今日の実習目標（患者の状態、実習項目） #3・母親が休息の必要性を感じ、日中体を休めることができる（D-1～3、T-1-2)-(1)～(3)、E-1-2)～4)実施）。				
時間	#	D（観察と診断）(SOA)	T・E（ケアの実施）	評価
9:00	3	S・（母）ご飯とかもお願いしていいんですか？	T Plan ・清拭・更衣の介助	・休息の必要性についての説明後、母

		・（母）休むことも大事ですね。 O ❶患児は清拭中不安そうな表情を見せ、母親をちらちらと見ているが、泣くことなく終えられる。 ・全身皮膚異常なし ・点滴刺入部異常なし ・❶母親は患児の様子を見ながら、目が合うとやさしく声をかけている。 ・❷（横になるよう声をかけるが）患児のそばで座って過ごす。 A ・母親の発言から、休息の必要性を理解し患児の世話を他者に委ねてみようという気持ちの変化が感じられる。患児も不安そうな様子はあるが、母親がそばにいれば落ち着いて過ごせている。❷今後は遠慮せず体を休ませることができるように、時間があれば横になることを促す。	・食事介助 ・訪室時のおむつ確認、おむつ交換 ・絵本の読み聞かせ E Plan ・母親が休息をとることの重要性を説明する。 ・患児の日常生活援助は看護師（学生）も担うことができることを伝える。	親の発言から納得した様子がみられた。 ・清拭を看護師主体で実施したことで、母親はその間に少しは休息できたと思われる。遠慮があるためか、ケア中患児に付き添っていたため、❷遠慮せず横になり身体を休めるよう促していく。

講 評〈評価の視点〉

もっとよくするための アドバイス

下線❶ GOOD！患児に対する母親の様子の変化に気づくことができていますね。

　ケアを看護師（学生）に委ねた後の母親と、ケア中の患児の様子をよく捉えられています。

下線❷ 母親が患児のそばを離れなかった理由を考えてみましょう。

　母親は患児がケアの最中に泣くのではないかと心配していたのではないでしょうか？遠慮の気持ちもあるかもしれませんが、患児が不安がらないか、強く啼泣し病気に影響しないか、と患児の様子が気がかりでそばを離れなかった可能性があります。

そのため、母親が安心して休めるような患児との関係性の構築が大事になります。ケア中に落ち着いていられた患児の様子を母親に実際に見てもらいましたが、そのときの患児の頑張りなどを言葉にして伝え安心してもらうことで、母親も徐々に任せられるようになる可能性があります。

E 看護要約

 抽出した看護診断に関して、サマリーをまとめます。

受け持ち期間	12月10日〜15日（6日間）		
受け持ち患児	2歳3か月、男児	医学的診断	川崎病
看護診断リスト	＃1　疾患の合併症および甘えやストレスによる激しい啼泣に続発する心臓組織循環減少リスク状態 ＃2　点滴留置および低年齢による危険予測の未熟さに関連した身体損傷リスク状態 ＃3　患児の甘えの増大、病状への不安、休息の不足に関連した介護者役割緊張		
看護経過	〈＃1に関して〉 　❶心電図モニターの確認やバイタルサイン測定を行い、母親とも協力して異常の早期発見に努めた。 〈＃2に関して〉 　ベッド上で遊んでいる際、ルートがねじれて屈曲しないよう早めに看護師に依頼して対処したり、ケア終了時にはベッド柵を最上段まで上げて転倒防止を図った。解熱に伴い活動性が高まると、床で遊びたがったり、点滴終了後に自室内で走る様子も見受けられた。心負荷を考慮し、なるべくベッド上で静かに遊べるようかかわったり、床で遊ぶ場合には付き添い用のベッドやごみ箱などの障害になるものを遠ざけ、安全に遊べるよう環境を整えた。 〈＃3に関して〉 　母親は入院前からの介護で疲労が蓄積していたが、患児の日常生活の世話は自分がすべて行うものと考えていた。❷患児の活気が戻ってきたら、一緒に遊び、母親が休めるように取り組んだ。また、母親の疲労の状況を観察し、労いの言葉をかけるよう努めたところ、母親も自分の疲労を認識したようだった。❷食事介助や清拭も看護師が実施でき		

3 領域別 臨地実習記録
④小児看護学実習

	ることを伝えたり、午睡中には訪室を控えて母子共に休めるよう取り組んだ。
看護の評価・考察 (目標の達成度および残された問題、援助内容)	〈#1に関して〉 　生活のなかで心負荷を軽減したり、異常の早期発見に努めたところ、心エコーでも異常は発見されなかったため、問題解決とする。今後は退院に向け、非効果的自己健康管理をあげ、日常生活上の注意点や定期受診の必要性などの理解を得ていく必要がある。 〈#2に関して〉 　ルートの事故抜去やベッドからの転落予防を行った。ルートの整備を行ったことで屈曲を未然に防いだり、ベッド柵の管理を徹底したり、遊びの環境を整えたことで事故を未然に防ぐことができた。入院生活に慣れ、ベッド上に患児がいても柵が中段になっていることがあるため、母親への指導を改めて実施する必要があり、継続してかかわっていく。 〈#3に関して〉 ❸母親と話し合い、母親自身が入院中の自分の役割を整理できたため、日常生活の世話を移譲でき、身体的疲労が軽減できたため解決とする。

講 評 〈評価の視点〉

もっとよくするための アドバイス

下線❶ 観察以外に実施したケアはありませんか?

　リスク診断では異常の早期発見が中心となりますが、リスクそのものを低くするために実施したケアはなかったでしょうか? 心負荷を考慮して行ったケアなどについても加えてみましょう。

下線❷ 看護師と相談し、共に実施した内容も加えましょう。

　看護師に指導を受けながら、看護師が直接実施をした事柄については書くものではないと考えていませんか? 指導を受けながら看護師と話し合って一緒に実施した内容もまとめましょう。

下線❸ 長期目標の達成度はどう考えていますか?

　この内容からは、短期目標とした「母親が不安や疲労を表現できる」は達成され、疲労の軽減ができたことがわかり、介護者である母親の役割緊張が改善した状況は整理されていると思います。しかし長期目標とした「家族への協力依頼」には触れてい

PART II　いろいろなレポート 書き方のポイントと評価の視点

ませんね。介入できたかどうかも含め、達成度を整理しておきましょう。

番外編　外来実習記録

 番外編として、小児看護学実習の一貫として行う外来実習の記録を取り上げます。

実習目標	・診察を受ける患児の心理状態について捉えることができる。 ・発達段階に応じた診察時の危険を捉え、必要な看護を考えられる。
患児の情報	1歳10か月、男児
医学的診断、症状	診断：気管支炎 症状：鼻汁あり、湿性咳嗽あり その他：体温37.6℃、不機嫌
行われた診療の内容	・咽頭診察時、母親に体幹と腕を座位の状態で抑えるよう依頼し、看護師が頭部を両脇から固定した。その際、医師が診察しやすいよう頭部を少しだけ挙上させた状態で固定していた。 ・頭部の固定を行うときには、患児に看護師が「お口の中を見てもらおうね。お母さんに抱っこしてもらおうね。すぐ終わるよ」などとやさしく笑顔で声をかけていた。 ・看護師は診察時にすみやかに固定を行い、視診が終わると患児の頑張りを褒めていたが、泣いていたためオモチャを使ってあやしていた。 ・医師も母親に声をかけながら、時折患児と目を合わせたり、笑顔でやさしく声をかけていた。状態確認は母親に行っていた。
診察中の母子の状況	・母親は不安そうな様子で、患児に付き添っていた。患児は不機嫌で母親が診察前から一生懸命あやしていた。 ・患児は視診の際、母親が抱き方を変えて両上肢を固定し、看護師から頭を抑えられると激しく啼泣し、体をよじって逃れようとしていた。母親に強く抱きついていたが、母親が立ってあやし、看護師がオモチャを見せたことで泣き止んだ。
	・患児の状態確認のため、様々な診察が行われたが、咽頭診察で強い抵抗をみせた。説明はされていたが、1歳10か月で、何が行われるのかを理解するのは難しいと考える。

156

③ 領域別　臨地実習記録
④小児看護学実習

考察	・診察時には咽頭が見えないと、苦痛を長引かせることになったり、❶舌圧子で咽頭が傷つく危険性もある。そのため、固定を行うときには患児が抵抗することも予測したうえで医師が診察しやすいよう、しっかりと固定が必要になるのだと考えられる。 ・ただでさえ身体的に苦痛が生じ、不機嫌になっている状態で、体の自由を一時的にでも奪われ、抑制されたことは患児にとって不安や嫌悪感を抱かせる可能性がある。医療者は表情や声のトーンに配慮し、できるだけ不安感をあおらないよう配慮しつつ、診察が終了したらオモチャなどで速やかに気持ちを切り替えることで苦痛を最小限にすることができると考える。

講評〈評価の視点〉

もっとよくするためのアドバイス

下線❶　ほかにも危険性はありませんか？

　子どもは嫌なときには全身の力を使って逃れようとします。1歳10か月児であれば歩行もできますから、体をよじってその場を逃れようとするでしょう。診察をしている部位だけでなく、転倒・転落の危険性などをいつも考え、患児と母親の様子を捉えていきましょう。

　なお、危険防止のため、患児の下肢は抱っこしている母親の足に挟んで固定する場合が多いので、覚えておくと、このような場面に遭遇したときに援助ができますね。

CHECK!　小児看護学実習のまとめ

　小児看護の対象は患児だけではありません。家族も看護の対象であり、患児の回復に向けては、付き添いなどの支援をしている家族にも目を向けることで、患児・家族に必要な援助を行いながら回復の過程を共に歩む姿勢が非常に重要です。

　また外来では、乳幼児健診や一般診療をとおし、子どもの成長・発達を願う母親の心理とその支援、また症状を抱えて来院する子どもたちの安全や診療上の不安・恐怖を最小限にするかかわりを、一人ひとりの成長・発達段階を踏まえて考えていきましょう。

3 領域別 臨地実習記録
⑤ 母性看護学実習

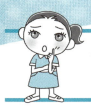

母性看護学実習って、どんな実習？

▶ 実習で学ぶ内容、実習の目的

- 妊娠・分娩・産褥期の生理的変化と特徴を、身体的・精神的・社会的側面から理解し、各期が順調に経過するための基本的援助を行う。
- 新生児の生理的変化と特徴を理解し、順調な発育への援助を行う。
- 母子とその家族とのかかわりをとおして、自己の母性観／父性観・生命観を育み深める。

　母性看護の特徴は、「ウェルネス」です。妊娠・分娩・産褥期の変化は、人間の生理的変化であるため、病気とは異なります。つまり、ウェルネスな状態といえますが、看護の必要性は存在します。母性看護学実習では、原則として正常経腟分娩を終えた産褥期の褥婦と、その正常新生児の2人を受け持ちます。ウェルネスの視点で妊娠・出産に伴う母親の様々な変化を捉えながら、新生児の発育過程を学習します。

　褥婦と新生児、その家族とのかかわりをとおし、自分自身の母性観／父性観、また家族観や生命観などを見つめる機会ともなるでしょう。

　なお、産後の経過が順調であれば産褥5〜6日には退院となりますから、入院期間は短く、そのうえ産褥期・新生児期の経過は早いため、日々の生理的変化に応じて看護の優先度が変化していきます。このため、母子のその時々の状態に合わせた看護を考えることが求められます。

3 領域別　臨地実習記録
⑤母性看護学実習

▶ 記録を書くために必要なことは？

◎ 事前学習で、正常の場合もハイリスクの場合も、知識を幅広く復習しておく。

　産褥期には妊娠・分娩期の経過や状態が大きく影響します。そのため、妊娠・分娩・産褥期を一連の流れとして捉え、各期を勉強することが必要となります。

　受け持ち褥婦が、妊娠期に切迫早産や妊娠糖尿病などの診断を受け、治療を受けていることは少なくありません。新生児も、黄疸が正常範囲から逸脱し、光線療法を開始することがあります。正常な対象の看護だけではなく、ハイリスクな対象の看護も含めて幅広く学習をしておきましょう。事前学習のためのキーワードを表にまとめます。

妊娠期・入院時の看護	● 妊娠初期・中期・後期それぞれについて：身体的・心理的・社会的変化、生活指導 ● 胎児の発育：妊娠各期の発育の特徴 ● 検診・診察：レオポルド触診法、胎児心音聴取、子宮底・腹囲測定、NST、血液検査、細菌培養検査（クラミジア、GBS、カンジダ）、超音波検査 ● 入院時の観察：陣痛発来、陣痛の状態、破水の有無
分娩時の看護	● 分娩第1期：分娩監視装置、産痛の緩和（圧迫法、弛緩法）、精神的支援、安楽な体位、排泄の促進、呼吸法 ● 分娩第2期：分娩室への安全な移動、分娩準備（導尿、消毒）、効果的な努責、母児対面、初回授乳、カンガルーケア ● 分娩第3期：胎盤剝離徴候、胎盤娩出様式、胎盤計測 ● 分娩第4期：子宮収縮・出血・悪露の観察、子宮収縮促進
産褥期の看護	● 心身の休息 ● 子宮収縮促進：初回歩行、排泄促進、子宮底輪状マッサージ、産褥体操 ● 母乳栄養確立：乳管開通法、乳頭・乳房マッサージ、抱き方、搾乳 ● 母親役割獲得：授乳、調乳、おむつ交換、更衣、沐浴 ● 精神的支援：母親役割獲得過程、母子相互作用、マタニティーブルーズ
新生児の看護	● 出生直後の観察：第一啼泣、アプガースコア、バイタルサイン測定、外表奇形、身体計測、原始反射 ● 出生直後の処置：標識の装着、臍帯クリップ、インファントウォーマ、眼処置（点眼） ● 安全確保（感染防止、転落防止、取り違え防止、連れ去り防止、窒息・誤嚥防止、熱傷防止） ● 体温調節 ● 生活援助：授乳、調乳、おむつ交換、更衣、沐浴、臍処置 ● 検査：経皮的黄疸測定、ガスリー検査 ● 治療：K2シロップ与薬 ● 日齢に応じた観察：バイタルサイン測定、生理的体重減少、生理的黄疸、分娩損傷（産瘤、頭血腫）
ハイリスクな対象の看護	● ハイリスク妊婦の看護：切迫流・早産、妊娠高血圧症候群、妊娠糖尿病、常位胎盤早期剝離、前置胎盤 ● ハイリスク産婦の看護：前期破水、帝王切開、子癇出血 ● ハイリスク褥婦の看護：肺塞栓、子宮復古不全、産褥熱、乳腺炎、産後うつ ● ハイリスク新生児の看護：早産児、低出生体重児、胎便吸引症候群、呼吸窮迫症候群、新生児一過性多呼吸、黄疸（光線療法）

159

PART II　いろいろなレポート 書き方のポイントと評価の視点

◎ **実習中はウェルネスの視点を大切にする。**

　実習中は対象の健康の維持・増進・疾病の予防を目的として援助できるよう、他領域で学習してきた問題解決型の思考から離れ、ウェルネスの視点を意識することが大切です。

▶ 記録物の種類と記録内容（例）

　呼び名や細かな記述内容などは、学校によって異なる場合があると思いますが、母性看護学実習における受け持ち褥婦・新生児の看護記録として、主な記録の要素をあげています。次のＡ〜Ｅのすべてについて、p.161からその実例と講評を紹介しています。

A 看護診断記録：周産期の母親と新生児について収集した情報（【妊娠中の健康管理】【入院時の状態】【分娩経過・胎盤計測】【産褥期の健康管理】【新生児】に分類して情報収集する）をもとにアセスメントし、看護診断を導き出します。

B 看護診断リスト：「看護診断記録」であがったいくつかの看護診断を優先順位に沿って整理します。

C 看護計画：各看護診断をもとに、看護目標を定めて援助計画を立てます。

D 看護経過記録：まずは看護計画ごとに、その日の目標とする褥婦・新生児の状態と、それを達成するための主な計画を書きます。それをもとに観察した褥婦・新生児の状態や反応を、行った看護とともに評価し、翌日の看護につながるよう、あるいは看護過程の各段階にフィードバックするようにまとめます。

E 看護要約（サマリー）：上記すべての内容を、要点をおさえて簡潔にまとめます。入院中だけではなく、退院後も母子が順調に経過することが大切です。入院中の状態・状況を踏まえて、外来で必要な援助内容も記載しましょう。

3 領域別　臨地実習記録
⑤母性看護学実習

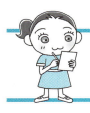

実習記録の実例と講評

受け持ち褥婦・新生児の基本情報

褥婦の年齢	34歳
医学的診断	正常経腟分娩
既往妊娠、分娩歴	なし
家族構成	夫（38歳）と2人暮らし
妊娠経過	妊娠31週に妊娠貧血を指摘され鉄剤を内服したが、それ以外は母子ともに順調に経過した。感染症はすべて陰性。乳房のケアは時々行っていた。仕事は事務職。母親学級は夫とともに受講している。
分娩・（産褥）経過	妊娠39週4日、夜10時から陣痛間欠が10分おきとなり、夫とともに翌深夜1時に来院。陣痛発来と診断され入院となった。分娩経過は順調で、児娩出の際に会陰切開を行った。分娩所要時間11時間45分、出血量380mL。分娩1時間後、クーリングとメチルエルゴメトリン1Aを静注し、子宮収縮良好となる。分娩室でカンガルーケアと早期授乳を行った。分娩当日、初回歩行を実施し尿意・排尿もみられた。
新生児の経過	在胎39週5日、男児、第1胎向、正常経腟分娩にて出生。身長50.0cm、体重2950g。アプガースコアは1分後9点（皮膚色－1点）、5分後10点。出生直後のバイタルサインは体温37.3℃、呼吸42回/分、心拍数129回/分。外表奇形なし、各原始反射あり。産瘤あり、骨重積なし。生後12時間で糖水5mL嚥下、24時間以内に初回排尿・排便がみられた。四肢の動きは良好で、排泄時や空腹時は活発に啼泣する。

もしもこの褥婦と新生児を受け持ったら…

学びを深めるためのポイント

　上記の基本情報を踏まえ、この褥婦と新生児を実習で受け持つことになった場合をイメージして、実習での学びを深めるための学習ポイントを確認しましょう。

PART II　いろいろなレポート 書き方のポイントと評価の視点

事前学習のポイント

- 褥婦の産褥日数に応じた生理的変化：「進行性変化」「退行性変化」「全身状態」の3つの視点で学習しましょう。
- 新生児の日齢に応じた生理的変化と特徴：生理的体重減少と生理的黄疸は特に大切です。いずれも文字どおり"生理的な"状態ですが、出現する原因、予測、看護について学習しましょう。
- 授乳行動時の観察項目：授乳行動を観察する際、何を観察すればよいのかを事前に学習しておかないと、実際の場面で適切に観察を行うことは難しいでしょう。「褥婦がもっている知識や技術」「進行性変化（乳頭・乳房の状態、乳汁の分泌状態）」「新生児の状態」の3つの視点で観察できるよう、観察項目をまとめておくとよいでしょう。
- 母性事例演習の復習：演習ではグループで話し合いながら看護過程を展開していましたが、実習では母子の2人を受け持ち、自分一人で展開する必要があります。わかったつもりでいるところはないか、一つひとつの内容をていねいに復習しましょう。
- クリニカルパス：正常分娩・正常新生児のクリニカルパスに記されている内容を学習することにより、入院から退院までの経過をイメージ化する助けとなります。

実習中に意識したいこと

- 事例の褥婦は、妊娠貧血に対し内服治療を行いましたが、それ以外は順調に経過し、無事第一子を出産しました。新生児も元気に誕生し、現在のところ胎内環境から胎外環境に適応することができています。母子ともにこのまま順調に経過し、予定どおり家族が待つ場所へ退院できるよう、ウェルネスの視点で援助していきましょう。
- 母子はとても密接な関係にあり、母子相互作用は母子の精神面・身体面に大きく影響します。母子双方の視点からアセスメントを行うよう意識しましょう。

情報収集・観察のポイント

- 褥婦は出産に伴う疲労により、睡眠・休息が必要な状態です。そのような状況であっても、授乳をはじめとした育児を行い、また沐浴・退院指導などの保健指導を受けています。そのような褥婦に対し、学生はいつ情報収集を行ってよいのかと悩むことがあります。バイタルサイン測定時だけではなく、授乳の時間を有効に使い、いつ、どのようなことを、どのように収集するか事前に考えておくとよいでしょう。
- 褥婦・新生児ともに、日々の経過に応じて変化していきます。病棟に行ったら前日と状態が変わっていた、ということが少なくありません。夜間帯の情報は早めに収集し、立案してきた看護目標と計画の妥当性を判断した後、必要に応じ計画を変更します。

3 領域別　臨地実習記録
⑤母性看護学実習

A　看護診断記録

実例 ここでは【産褥期の健康管理】【新生児】のアセスメントを取り上げます。

産褥期の健康管理

情報：身体面（10月3日：産褥1日目）			
バイタルサイン	体温 36.7℃　　　脈拍 68回/分 血圧 108/62mmHg　呼吸 18回/分	乳房・母乳の状態	型：Ⅱa型 乳管開通：右2～3本、左2～3本 乳汁分泌：少量/1回 母乳の性状：透明
後陣痛	無・㊒（内服せず自制内）		
ADL	・自立。トイレ歩行、シャワー浴を行っている	乳頭の異常	㊌・有（発赤、水疱、亀裂、ほか：硬く伸展性が少ない）
子宮収縮	硬度：㊖・不良 子宮底高：㊚・臍高・臍上2横指	母乳の希望	できるだけ母乳で育てたい
排泄	排尿：6回/日 排便：0回/日	授乳行動	・やや緊張していて、肩に力が入り前傾姿勢 ・助産師の介助により、横抱きができる
悪露	量：中等量/3時間 性状：血性		

アセスメント

　現在、子宮底高は臍下2横指で、硬度良好である。悪露の量・性状ともに、産褥日数に応じた経過をたどっていることから、子宮の収縮状態は良好である。❶今後も順調に促進すると予測される。

　❷乳頭は硬く伸展性が少なく、乳管開口本数も左右ともに2～3本だが、指導を受けた乳頭マッサージを授乳前に行っている。褥婦は初産婦で産褥1日目であり、産褥早期の乳汁分泌は少量ずつ徐々に増加していくことが予測されることから、順調な経過である。児の哺乳力が良好であるため、直接母乳を継続できれば吸綴刺激によりオキシトシンとプロラクチンの分泌が促され、乳汁の産生と分泌が期待できる。今後、乳頭マッサージを継続して行えているか確認し、マッサージの効果を評価する。

　褥婦は初産婦であり、授乳行動の経験はないが、母乳育児に対する希望があり意欲的である。❸しかし授乳時は緊張のため前傾姿勢で、児を抱くにも介助が必要な状態である。このままの状態が続くと、退院までに授乳行動を習得できず、児が十分な授乳量を確保できないおそれがある。

163

PART II　いろいろなレポート 書き方のポイントと評価の視点

情報：心理面（10月3日：産褥1日目）				
妊娠の受け止め方	念願の妊娠なので、とてもうれしい	睡眠・休息	妨げる要因　無・⦿(授乳)
育児の考え方	初めてでいろいろなことが不安だが、頑張ります	疼痛	無・⦿(創部痛、後陣痛)
育児の協力者	夫、実母	その他	笑顔で児にやさしく声をかけながら授乳している

アセスメント

　母乳育児に対する希望があり、笑顔で児にやさしく声をかけながら授乳していることから、母親としての役割行動は良好である。しかし産褥3〜10日目頃は、母親役割獲得の過程における保持期となる。この時期は些細な失敗でも失望し、絶望的になりやすい。褥婦の思いや訴えを傾聴し、自信をもてるようかかわることが重要である。

　産褥3〜5日目頃は、分娩後の急激なホルモン環境の変動などにより、マタニティーブルーズが出現する可能性がある。十分な休息・睡眠がとれるよう援助するとともに、身体面だけではなく、精神面の観察も行っていく必要がある。　　❹

看護診断

#初産婦、授乳行動に関する知識・技術の獲得、母乳育児に意欲的であることに関連した母乳栄養促進準備状態
#子宮復古促進のための知識の獲得に関連した自己健康管理促進準備状態

講評〈評価の視点〉

もっとよくするためのアドバイス

下線❶　子宮収縮が今後も順調に促進すると予測した根拠を示しましょう。

　子宮収縮の状態を把握するためには、まずは子宮底高や硬さ、悪露の排泄状態を確認します。とはいえ、子宮収縮に影響を与える要因は様々で、単一の情報のみでは判断できません。子宮内の胎盤遺残の有無、排尿・排便状況、活動状況、後陣痛の有無・程度などから、総合的に判断することが必要です。

　さらにアセスメントをする際、褥婦の状態だけで判断するのではなく、新生児の状態と合わせて考える母子双方の視点が必要となります。児に哺乳力があり、定期的に授乳できているのであれば、吸綴刺激による子宮収縮につながりますので加えて記し

3 領域別 臨地実習記録
⑤母性看護学実習

ましょう。

下線❷ 進行性変化について、乳頭・乳房の状態だけでなく、全身状態を含めてアセスメントしましょう。

母乳は血液から産生されますから、進行性変化には循環動態が関連しています。このため、全身状態を含めてアセスメントすることが必要です。分娩時の出血量、貧血状態、全身の冷えの有無、水分摂取量なども含めてアセスメントするとさらによいでしょう。

下線❸ 授乳行動について、ウェルネスの視点でアセスメントできていますか？

ウェルネスの視点ではなく、問題思考型の表現になっていますね。この褥婦は初産で初めての授乳ですから、できないことがあって当然です。母子ともにこれから授乳行動を獲得していくので、現時点で褥婦ができていることを認め賞賛し、徐々に手技を習得して行けるよう支援していくことが大切です。

❹ 母子相互作用についてアセスメントしましょう。

母子相互作用により母性愛が確立し、授乳を含めた子育て行動の質が高まります。また児にとっても基本的信頼が形成され、心身の発達に影響を及ぼします。現在の母子相互作用についてアセスメントを行い、今後さらに促進していくための援助の方向性を記しましょう。

新生児

情報（10月3日：出生時／日齢1日）							
性別	男・女	Ap	9/10点 (1分後、皮膚色−1点)	体重 (日齢1日)	2890g (−2.0%)	経皮ビリルビン値 (日齢1日)	1.8mg/dL
体格	体重：2950g　身長：50.0cm 頭囲：33.0cm　胸囲：31.5cm 小横径：7.0cm　大横径：9.0cm 前後径：10.5cm 小斜径：9.0cm　大斜径：12.5cm			バイタルサイン	体温 37.2℃　　呼吸 40回/分 心拍数 125回/分 呼吸困難：無・有（　　　） 心雑音：無・有（　　　）		

産瘤	無 ・(有)(右)・ 左)	哺乳	量：160mL／日（日齢1日） 哺乳力、吸啜力：(良)・ 緩慢	
奇形	(無)・ 有（　　　　　）	排泄	排尿：(有)・ 無　　性状：淡黄色 排便：(有)・ 無　　性状：胎便	
出生時 異常	(無)・ 有（　　　　　）	原始 反射	(モロ)ー ・(吸啜)・(歩行)・(バビンス) キー・ほか（　　　　　　　）	

アセスメント

　児は在胎39週5日の正期産児で、出生時体重が2950gであることから相当体重児（AFD児）と判断できる。出生直後のバイタルサインは安定しており、呼吸困難や心雑音はみられなかった。アプガースコアは1分後9点（皮膚色－1点）、5分後10点でともに正常範囲内であり、出生直後の呼吸・循環動態の確立は順調である。先天奇形や出生時異常はないが、産瘤が出現している。❺産瘤は産道の圧迫によってできた、児頭先進部の皮膚の浮腫とうっ血であり、日齢2日目頃には消失する。頭部の観察を行い、産瘤の消失と頭血腫の出現の有無を確認していく。各原始反射がみられることから、中枢神経系の発達に問題はない。初回排泄は排尿・排便ともに24時間以内にみられ、嘔吐なく哺乳できていることから、嚥下・消化・吸収・排泄機能は正常である。

　❻日齢1日の生理的体重減少率は2.0%で、正常範囲内である。この減少は不感蒸泄や排泄量が、哺乳量を上回ることにより生じる。一般に日齢4～5日をピークに5～10%の生理的体重減少がみられ、日齢7～10日には出生体重に戻る。

　日齢1日の経皮ビリルビン値は1.8mg/dLで、肉眼的黄疸もみられない。新生児はもともと多血で赤血球の寿命が短いため、赤血球分解に伴うビリルビン産生が多く、肝臓でのグルクロン産抱合活性酵素が弱いことから間接ビリルビンが蓄積しやすい。その結果、日齢2～3日頃より黄疸が出現し、3～5日でピークを迎え、10～14日に消失する。黄疸の増強因子である血液型不適合はなく、頭血腫については明日以降、出現の有無を確認する。❼今後、生理的黄疸の出現の可能性を予測し、経皮ビリルビン値や黄疸に伴う症状の観察を行っていく。

看護診断

胎内環境から胎外環境への適応、日齢に応じた経過に関連した乳児行動統合促進準備状態

3 領域別　臨地実習記録
⑤母性看護学実習

講評〈評価の視点〉

もっとよくするための アドバイス

> 下線❺　GOOD！産瘤の観察ポイントをおさえられていることが伝わってきます。

　正常経腟分娩時の生理的変化として、頭部に産瘤や頭血腫が出現することがあります。産瘤・頭血腫ともに出現する原因、出現・消失時期などが異なります。それぞれの違いを理解したうえで観察を行えるよう、表などにしてまとめておくとよいでしょう。

> 下線❻　生理的体重減少に対する援助の方向性を記述しましょう。

　生理的体重減少は生理的変化ではありますが、減少率が10％以内であれば減少していても特に介入の必要がない、というわけではありません。体重減少を最小限に抑え、順調に成長・発達できるよう、十分な哺乳量を確保していくことが大切となります。

> 下線❼　生理的黄疸に対して、観察以外の援助の方向性を記述しましょう。

　ビリルビンは便中に排泄されるため、ビリルビン値の上昇を最小限に抑えるためには排泄を促すことが必要です。排泄を促すためにも、十分な哺乳量を確保できるよう援助しましょう。
　なお、生理的黄疸から逸脱し病的黄疸になった際は、光線療法などの治療が必要となり、母子分離状態に陥ります。黄疸の状態を正確に把握して、異常の際は早期に介入し核黄疸への移行を予防することが重要となります。

B 看護診断リスト

 A「看護診断記録」であがった看護診断を整理します。看護診断された根拠を要約して記載します。複数の看護診断がある場合は優先順位を検討し、根拠に加えます。

褥婦

#	看護診断 ❶	立案・解決日	機能的健康パターン	診断の根拠
#1	初産婦、授乳行動に関する知識・技術の獲得、母乳育児に意欲的であることに関連した母乳栄養促進準備状態	10/3	2	褥婦は初産婦であり、授乳行動の経験はないが、母乳育児に対する希望があり意欲的である。現在、乳頭は硬く伸展性が少ない。適切な授乳行動の知識・技術を獲得できるよう、援助を行っていく必要がある。❷
#2	子宮復古促進のための知識の獲得に関連した自己健康管理促進準備状態	10/3	1	現在、子宮復古は順調に経過している。引き続き子宮復古が順調に経過できるよう、❸観察を継続していく。

新生児

#	看護診断 ❶	立案・解決日	機能的健康パターン	診断の根拠
#1	胎内環境から胎外環境への適応、日齢に応じた経過に関連した乳児行動統合促進準備状態	10/3	2	早期新生児は胎内環境から胎外環境への移行期にあるため、呼吸・循環・栄養・代謝などが大きく変化する。適切な養育環境を整え、正常範囲からの逸脱なく順調に適応し、日齢に応じた経過をたどれるよう援助を行う必要がある。

3 領域別 臨地実習記録
⑤母性看護学実習

講評〈評価の視点〉

もっとよくするための アドバイス

❶ GOOD！ウェルネスの視点で看護診断をあげることができています。

　褥婦・新生児ともに、立案した看護診断はウェルネス型看護診断になっています。ウェルネス型看護診断は、現在問題が顕在していたり、リスクが予測されるわけではなく、特定のウェルネス（健康）レベルから、より高次のウェルネスレベルを目指す診断であるため、原因句はありません。しかし原因句を記すことにより、看護診断を導き出した根拠が明確になり、看護目標や計画が立案しやすくなります。

❷ 優先度を1位とした根拠はどのようなことですか？

　母乳は児の成長発達に必要であり、母乳育児により母子の愛着形成促進も期待されるため、母親役割の獲得につながります。また、児の吸啜刺激により、褥婦の退行性変化が促進されます。この看護診断を導き優先度を1位とした根拠として、授乳行動が確立することによる母子相互作用や母子への影響を記せるとよいでしょう。

下線❸ 観察以外の援助の方向性を示しましょう。

　褥婦は分娩直後ではありますが、なんらかの障害があって入院しているというわけではなく健康であり、セルフケアが行えます。看護としては、退行性変化に関する観察を行うだけではなく、退院後を視野に入れてセルフケアを実施できるよう介入することが必要です。子宮復古に関する内容を説明すると同時に、悪露用のパッドの交換、悪露の観察など、セルフケアの具体的な実施方法がわかるよう援助していきましょう。

C 看護計画

B「看護診断リスト」で褥婦の#1とした看護診断に対して、看護計画を立案していきます。

看護診断#1 初産婦、授乳行動に関する知識・技術の獲得、母乳育児に意欲的であることに関連した母乳栄養促進準備状態		目標とする褥婦の状態（看護目標） 長期目標：授乳行動が確立する。 短期目標：❶児が乳頭まで深く吸着することができる。
月/日	D Plan ❷	T Plan	E Plan ❸
10/3	1. 現在の乳房の状態をアセスメントする。 1）乳房 （1）大きさ、形 （2）緊満度、熱感、疼痛の有無 （3）授乳前後の変化 2）乳輪 （1）大きさ （2）硬さ、伸展性 3）乳頭 （1）大きさ、形 （2）硬さ、伸展性 （3）乳管開通状態（開口数、太さ） （4）発赤、疼痛、亀裂の有無 2. 乳汁分泌状態をアセスメントする。 1）分泌量（1日の総量、1回の哺乳量、授乳時間、授乳回数、授乳間隔、搾乳の有無） 2）性状、色 3. 現在の授乳状態をアセスメントする。 1）授乳の準備 2）授乳環境 3）姿勢、児の抱き方	1. 母乳栄養を促進するための援助を行う。 1）母児同室を勧める。 2）睡眠不足や疲労がみられる際は、新生児を預かり休息を促す。 3）授乳間隔が4時間以上開くことがないよう、必要時授乳を促す。 4）質問を受けた際は、早めに答える。答えられない場合は、指導者に確認し正確な内容を伝えるようにする。 2. 精神的援助に努める。 1）授乳に関する思いや訴えを傾聴し、共感的姿勢でかかわる。 2）乳汁分泌量が増えたり、児が正しく吸啜できた際は、褥婦とともに喜ぶ。	1. 産褥日数に応じた乳汁分泌・乳房の変化について説明する。 1）乳汁分泌 2）乳房の変化 3）授乳と後陣痛との関連 2. 授乳方法について説明する。 1）姿勢 2）抱き方 3）乳頭の含ませ方・はずし方 4）吸啜 5）授乳後の排気 3. 児について説明する。 1）児の反射 2）児の空腹・満腹時のサイン 3）児に必要な哺乳量

4）乳頭の含ませ方・離し方

5）言動、表情、意欲、疲労感

6）乳頭・乳房マッサージの状況

7）排気の仕方

8）哺乳が緩慢になったときの児への刺激の仕方

4. 褥婦の全身状態をアセスメントする。

1）バイタルサイン

2）疼痛（創痛、後陣痛）

3）睡眠・休息状態

4）疲労感

5）貧血の有無

6）食欲の有無、食事・水分摂取量

7）体の冷え、服装

5. ❹新生児の状態をアセスメントする。

1）全身状態（バイタルサイン、活気）

2）覚醒状態

3）母乳を欲しがる動作

4）哺乳力（吸啜力、嚥下力）

5）乳頭・乳輪を含む深さ

6）哺乳中・後の表情、機嫌

7）排尿・排便状態

8）体重の増減

9）黄疸の程度

6. 退院後の授乳についてアセスメントする。

1）授乳環境・場所

2）クッション・授乳服の準備

3）人工乳の準備状態

4）家族の受け入れ状況とサポート体制

3）手技などでできていること、努力していることは伝え、自信をもてるよう支援する。

4）授乳行動を肯定的に受け止める。もし変更が望ましい場合は「このような方法もありますよ」と勧め、褥婦の授乳行動を否定しない。

3. 身体的援助を行う。

1）授乳時に創部痛がある際は、円座や産褥椅子の使用を促す。

2）体が冷えている場合は、温めるよう伝える（靴下、足浴）。

4. 乳頭・乳房マッサージの方法について説明する。

5. 水分・食事摂取について説明する。

1）❸水分を摂取する。

2）食事内容

6. 乳頭・乳房トラブルについて説明する。

1）乳頭トラブル

2）乳房緊満

3）乳腺炎

❺

講評〈評価の視点〉

もっとよくするための アドバイス

下線❶ この短期目標を達成するために、具体的に何ができるとよいでしょう？

児の吸着が浅いと、効果的に哺乳できないだけではなく、乳頭トラブルの原因となります。深く吸着できるようになるには、どのように授乳やその指導を行えばよいのか具体的に考えて計画を立案できるようにするために、下位目標としてより具体的な目標をあげられるとよいでしょう。

❷ GOOD！母乳育児に関するDプランを具体的に立案できていますね。

授乳行動の観察は多くの学生にとって初めての体験になるため、準備をしておかないと何を観察すればよいのかわかりません。観察のポイントを具体的に立案することにより、少しずつ意図的に観察できるようになっていきます。また、観察した授乳場面を、指導者が記録した電子カルテと比較することにより、自分の観察において不足していた内容に気づき、学びを深めることができますので必ず確認しましょう。

❸ Eプランは、褥婦に明確に説明できるよう、具体的に記しましょう。

Eプランの内容をそのまま伝えれば、褥婦が理解できるよう、具体的に記しておくとスムーズに説明を行えます。そのためには説明内容を、自分自身が十分に学習し理解しておくことが必要です。

5-1)の「水分を摂取する」の場合、分娩時の出血や、母乳が血液からつくられていることを考えると、この時期の水分摂取はとても大切です。どのような種類の水分が、どの程度（量）必要なのか、摂取の必要性を含めて具体的に記すとよいでしょう。

下線❹ GOOD！児の状態にも目を向けた計画になっていますね。

母乳育児では「褥婦の知識・技術」「乳房・乳汁分泌の状態」「児の状態」の3つの視点が重要であり、褥婦だけではなく、児との相互作用によって確立していくものです。そのため新生児の状態も観察し、十分な哺乳量を確保していけるよう援助しましょう。

❺ 乳汁分泌、授乳行動の習得は個人差があります。この点も伝えられるよう計画立案しておきましょう。

この褥婦は初産婦であるため、経産婦に比べると一般的に乳汁分泌が遅くなります。また母子ともに授乳行動は初めての経験です。なかなかうまくいかずに焦ったり不安になることもあるかもしれません。そこで、母乳育児の確立には個人差があるため、

時間がかかっても心配ないことを伝えることが大切です。

D 看護経過記録

 C「看護計画」で立案した褥婦の＃1に対する計画について、その日の目標と、それを達成するための計画をあげ、計画に基づいて看護実践し評価した結果を整理していきます。

10月5日（産褥3日目）

今日の実習目標（課題、実習項目）
＃1・昨日よりも乳管開口本数が増加する。
　　・児が深く吸着することができる。
（D1～3、T2-1）～3）、E2実施）

時間	＃	D（観察と診断）(SOA)	T・E（ケアの実施）	評価 ❺
10:30	1	**S**・胸が少し張って、おっぱいが昨日より出るようになったみたい。 **O**・授乳前に乳頭マッサージを行っている。 ・乳頭の発赤・亀裂なし。乳管開口本数左右共に4～5本、❶乳房の熱感軽度あり、乳頭・乳輪部やや軟らかい。 ・横抱きをリラックスした姿勢で実施。褥婦と児の体は密着している。児の吸着が浅かったが、説明と介助により児の頭部をしっかり固定し、乳頭と児の口の高さを合わせ乳輪部まで深く吸着することができた。 ・児の活気あり、哺乳力良好。 **A**・乳汁分泌量は昨日より増加し、産褥3日目相応の状態である。❷今後も増加が予測される。	**T Plan** ・❸夜間帯の情報を収集する。 ・授乳時に進行性変化・授乳行動の観察を行う。 ・乳頭と児の口の高さを合わせるため、授乳枕の下にバスタオルを入れる。 **E Plan** （❹指導者が実施） ・児が深く吸着するためには、児の頸部をしっかり固定し、乳頭と児の口の高さを合わせることが必要である。	・目標に関しては達成することができた。 ・産褥3日目以降は、乳房が緊満し乳汁分泌量が増加してくる時期である。乳房の状態に合わせた抱き方ができるよう、横抱き以外の抱き方を説明する必要がある。

PART II　いろいろなレポート 書き方のポイントと評価の視点

		・指導と介助により児が深く吸着することができた。今後は褥婦が自ら行えるよう援助していく。		

講評〈評価の視点〉

もっとよくするための アドバイス

下線❶ GOOD！乳房を触診し、状態の観察ができたようです。

　乳房の状態を触診し、観察した内容を記録できています。乳房は女性にとってセクシュアリティを象徴する器官であるため、学生は触診することに躊躇することもあります。褥婦に聞いて状態を確認することもできますが、実際に触診して現在の状態と変化を捉えることが必要となります。指導者に観察項目を伝えた後、褥婦から了承を得られた際は、可能な限り自分自身で観察を行いましょう。

下線❷ 乳汁分泌の増加を予測した根拠はどのようなことですか？

　現在の状態を判断し、今後の予測を行うには、なぜそう考えたのかという根拠を記す必要があります。産褥日数、生理的変化、乳頭・乳房マッサージの実施状況だけではなく、褥婦の全身状態や児の哺乳力などを踏まえて総合的に判断し記しましょう。

下線❸ 進行性変化や授乳行動は、時間の経過とともに変化してゆきます。

　乳房・乳汁分泌状態や授乳行動は、日々ではなく、そのつど変化します。授乳を行っているときの状態を把握し、その時点に合わせた援助を行うためには、こまめな情報収集が必要となります。病棟に朝行ったら夜間帯の情報を収集し、それに基づいて立案してきた看護目標と計画の妥当性を判断します。必要であれば教員・指導者と相談し、計画の追加・修正を行いましょう。また、実習時間内に授乳行動を1回観察すればよいわけではありません。可能な限り観察を行い、必要な援助を考え実践できるとよいでしょう。

下線❹ GOOD！自分が実施したケアではないことを明確にしながら、きちんと記録ができていますね。

　授乳指導は、進行性変化や授乳行動を観察し、現在の状態を正確に把握していないと行えません。指導者が行う授乳指導を見学し、内容をEプランとして書くことによ

3 領域別　臨地実習記録
⑤母性看護学実習

り、現在の状態と、褥婦が次に習得できることが望ましい手技などの理解につながります。自分が実施した援助ではありませんが、記録に書くようにしましょう。その日の指導内容が翌日の目標となり、個別性のある計画へとつながります。

❺　退院後を視野に入れて評価しましょう。

初産婦の場合は一般的に産褥6日目に退院します。現在の状態に対してだけでなく、退院後も授乳行動を継続していくために、どのような指導が必要かも考えましょう。

褥婦の個別性に合わせた指導を行うためには、まず一般的にどのような指導が必要かを確認します。指導を行うためには関連する情報を収集することから始めますので、翌日の援助の方向性として示せるとよいでしょう。

E　看護要約

実例　褥婦の看護診断に関して、サマリーをまとめます。

受け持ち期間	10月3日～6日（4日間）		
受け持ち褥婦	34歳	**医学的診断**	正常経腟分娩
看護診断リスト	#1　初産婦、授乳行動に関する知識・技術の獲得、母乳育児に意欲的であることに関連した母乳栄養促進準備状態 #2　子宮復古促進のための知識の獲得に関連した自己健康管理促進準備状態		
看護経過	〈#1に関して〉 　褥婦は母乳育児を希望していたが、初産婦のため、授乳時に児を抱く際肩に力が入り前傾姿勢であった。また乳頭は硬く伸展性が低かったため、児は乳頭を深く吸着できない状態であった。❶目標を「授乳行動が確立する」とし、退院に向け褥婦が自信をもって授乳行動がとれ、児に必要な哺乳量を確保できるよう介入した。 　授乳時に「進行性変化」「褥婦の知識・技術」「児の状態」の3つの視点で観察を行い、現在の授乳状態について把握するよう努めた。褥婦がリラックスした姿勢で、乳頭と児の口の位置を合わせられるよう具体的に説明し、授乳枕などで高さの調整を行った。また乳頭マッサージの必要性の理解度と実施状況を確認することにより、授乳前にはほぼ		

175

	行えるようになり、乳頭は軟らかく伸展性も改善した。抱き方は横抱き以外に縦抱き、フットボール抱きの方法を指導者が説明し、児は乳頭を深く吸着して哺乳できている。産褥4日目には人工ミルクを補足しなくても、母乳のみで哺乳量を確保することができるようになった。❷母乳外来についての説明は入院中に指導者より行っている。 〈♯2に関して〉 　褥婦は健康管理能力があるため、自分自身で健康管理が行えるよう、「子宮復古が順調に経過するためのセルフケアが行える」を目標とし介入した。退行性変化を子宮底高や悪露の状態から判断し、活動・授乳・排泄など子宮復古に影響を与える要因を観察した。産褥1日目は出産による疲労が強く離床が進まなかったが、徐々にADLは拡大し、3～4時間ごとに授乳できるようになった。産褥3日目には排便もあり、産褥日数に応じた退行性変化がみられた。褥婦自身でも悪露の観察、定期的な排泄とパッド交換、シャワー浴を行い、セルフケアができるよう指導者と共に指導を行い、理解度と実施状況の確認を行った。褥婦は指導内容を理解し、子宮復古の促進につながる行動をとることができた。
看護の評価・考察 （目標の達成度および残された問題、援助内容）	〈♯1に関して〉 　母乳育児を促進するために授乳行動の観察を行い、児が乳頭を深く吸着できるよう援助した結果、目標を達成できた。授乳に関する思いを傾聴し、できていることは認め、褥婦と共に喜んだことは、初産婦が今後も自信をもって授乳するうえで効果的であった。 〈♯2に関して〉 　退行性変化に関する観察を行うとともに、子宮復古を促進するための行動を褥婦がとれるよう指導した結果、目標を達成することができた。出産後は疲労が強く、休息が必要な状態であったが、体調に配慮しながら援助することにより、セルフケアの習得につながった。❸

講評〈評価の視点〉

もっとよくするためのアドバイス

下線❶　GOOD！退院を視野に入れて目標を立案したうえでの介入が大切です。

　褥婦の乳汁分泌や乳房の状態などに応じて、必ずしも母乳を与える必要はありませんが、児の成長発達を促進するためには哺乳量の確保が重要です。介入にあたっては、退院時までにどのような状態を目指すのか明確にしておくことが大切です。

3 領域別 臨地実習記録
⑤母性看護学実習

下線❷ GOOD！母乳外来についての説明を行ったことが表現できていますね。

今後予測される乳腺炎の予防と対策については、入院中に指導を行います。しかし退院後、実際に乳房トラブルが発生したり授乳行動について困ったときなどには、母乳外来を受診できる旨を説明することで、褥婦の安心と児の成長発達につながります。

下線❸ 継続看護を行うため、退院後を視野に入れて記しましょう。

看護要約には、退院後の外来受診時も継続して個別性のある看護を行うために、入院から退院までの経過と看護介入を記します。母子共に順調に経過した際、退院後の受診は通常1か月後になります。外来受診時にどのような確認と指導が必要なのか、褥婦の体調、授乳行動、育児の状況など具体的に記せるとよいでしょう。

CHECK!

母性看護学実習のまとめ

母性看護学実習では、生命の誕生を肌で感じることができ、母性観／父性観や生命観を育み深めるとても貴重な機会となります。母子の2人を受け持ち、短期間で看護過程を展開して援助を行うことは大変だと思います。しかし、母子とのかかわりをとおして学び感じることは多く、実習が終わったときには大きな達成感を得られることでしょう。

実習記録は2人分で、他の実習より量が多くなりますが、アセスメントをする際の視点は明確です。アセスメントを行う際は、根拠となる複数の情報から現在の状態を判断し、今後の予測をしたうえで、看護の方向性を示すという形式を忘れず、一つひとつていねいに記しましょう。

母性看護の特徴であるウェルネス型志向で、母子ともに順調に経過し予定どおり退院できるよう、看護実践を頑張りましょう。

3 領域別 臨地実習記録
⑥ 精神看護学実習

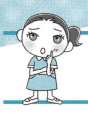

精神看護学実習って、どんな実習？

▶ 実習で学ぶ内容、実習の目的

◎ **精神的な疾患や障害をもつ人への精神的な援助を理解する。**

　精神的な疾患や障害をもつ人の回復過程における実践的な援助活動をとおして、適切な援助を行っていくうえでの基礎的な能力を習得することを目的としています。

　精神的な疾患や障害をもつ対象の理解を深めながら、対象との相互作用や自己の人間関係についても認識でき、看護師として必要な共感的態度について学ぶことができます。

◎ **ノーマライゼーションのあり方を学ぶ。**

　対象を取り巻く家族、職場、地域社会が社会復帰に及ぼす影響を理解し、ノーマライゼーションのあり方を学ぶこともできます。

▶ 記録を書くために必要なことは？

◎ 事前学習では、実習要項に目を通しておさえるべき事柄を把握し、代表的疾患と特徴的な症状、治療と看護について学習する。主なキーワードは次ページの表のとおり。

主な疾患	・気分障害（感情障害） ・統合失調症 ・神経症性障害 ・急性ストレス障害、心的外傷後ストレス障害 ・身体表現性障害 ・薬物依存症 ・アルコール依存症
主な症状	・感情の障害：不安状態、抑うつ状態、躁状態 ・知覚の障害：幻覚、幻聴 ・思考の障害：思考奔逸、思考制止、思考途絶、思考滅裂、作為体験、強迫観念、支配観念、妄想（被害、微小、誇大） ・意識の変容：作為体験、離人症
治療	・薬物療法：抗精神病薬、抗うつ薬、気分安定薬、抗不安薬、睡眠薬 ・電気痙攣療法、修正型電気痙攣療法 ・精神療法：精神分析療法、認知行動療法 ・リハビリテーション療法：作業療法、芸術療法、生活技能訓練（SST）
精神保健および精神障害者福祉に関する法律や社会資源	・法律の目的、入院形態、隔離・身体拘束、行動制限について ・精神保健福祉センター、精神科デイケア、ナイトケア

◎ 実習中に患者さんとコミュニケーションを図れるよう、「傾聴」「受容」「共感」の姿勢についておさらいしておく。

　精神障害をもつ患者さんは、症状や薬物療法の副作用などから、対人関係を良好に保つ能力が低下していることが多いといえます。また学生は、不可解な幻覚、妄想や興奮状態にある患者さんに対する姿勢が消極的になりがちです。「傾聴」「受容」「共感」について講義で学んだことを復習し、患者さんとコミュニケーションをとりましょう。

◎ 自己認識を深めるためのプロセスレコードの記載方法について確認する。

　学生は患者さんに対して否定的な感情をもつことを恐れたり、患者さんを刺激して状態を悪化させるのではないかという不安が強いでしょう。患者 ‐ 看護師の関係成立のためにも、看護師としての感情に気づき、表出することは重要です。困難な事例に遭遇した際に、その経験を活かせるよう、場面の再構成やプロセスレコードを活用しましょう。

◎ 情報収集、観察のポイントを理解しておく。

　精神疾患では、検査の結果だけで患者さんの状況が明確になるわけではなく、精神状態のアセスントが必要です。そのために、ゴードンの11の機能的健康パターンを活用しますが、特に大切な情報収集のポイントを次ページの表にまとめました。

パターン1 健康知覚-健康管理	• 疾患に対する認識や、通院や服薬管理などの自己管理状況の情報を収集しましょう。病歴が長い患者さんが多いので時期と治療内容を経時的に収集し、また薬物療法が中心となるため、現在使用している薬品名、量は収集しましょう。
パターン2 栄養-代謝	• 疾患の影響により食事摂取状況が十分でないこともあります。その場合は、栄養状態に関する情報を収集しましょう。
パターン3 排泄	• 薬物療法の副作用により排泄に影響を受けている場合があります。この点を踏まえて排泄状況について情報を収集しましょう。
パターン5 睡眠-休息	• 疾患により不眠を生じ、休息をとれない場合があります。睡眠状況や休息状態について情報を収集しましょう。また、薬物を使用している場合は使用頻度、効果について収集しましょう。
パターン7 自己知覚-自己概念	• 症状に対する認識や生活面での行動の特徴、心理的側面の特徴について情報を収集しましょう。
パターン8 役割-関係	• 疾患により、行動と自己表現が周囲の状況や規範にあわない場合もあり得ます。対人関係や社会との関係について情報を収集しましょう。協力者となる家族との関係性についても収集しましょう。
パターン10 コーピング-ストレス耐性	• 患者さんの衝動に対するコントロールやフラストレーションに対する耐性について情報を収集しましょう。

▶ 記録物の種類と記録内容（例）

　呼び名や細かな記述内容、情報収集の枠組みなどは、学校によって異なる場合があると思いますが、精神看護学実習における受け持ち患者さんの実習記録として、主な要素をあげています。次のA～Eのすべてについて、p.181からその実例と講評を紹介しています。

A　看護診断記録：患者さんの情報を、ゴードンの機能的健康パターンのアセスメントの枠組みに沿ってまとめ、看護診断を導き出します。

B　看護診断リスト：「看護診断記録」であがったいくつかの看護診断を優先順位に沿って整理します。

C　看護計画：各看護診断をもとに、看護目標を定めて援助計画を立てます。

D　看護経過記録：まずは看護計画ごとに、その日の目標とする患者さんの状態と、それを達成するための主な計画を書きます。それをもとに観察した患者さんの状態や反応を、行った看護とともに評価し、翌日の看護につながるよう、あるいは看護過程の各段階にフィードバックするようにまとめます。

E　看護要約（サマリー）：上記すべての内容を、要点をおさえて簡潔にまとめます。

3 領域別 臨地実習記録
⑥精神看護学実習

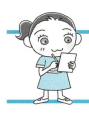

実習記録の実例と講評

受け持ち患者の基本情報

年齢、性別	56歳、男性
医学的診断	難治性うつ病
症状	抑うつ、全身倦怠感、自信喪失、希死念慮の訴え
治療経過	薬物療法（三環系抗うつ薬の点滴）、修正型電気痙攣療法予定
既往歴	2年前に、うつ病とともに腰椎椎間板ヘルニア、脊柱管狭窄症の診断で入院。コルセット装着による保存的治療を行っている。1年前には狭心症で入院。現在も強心薬を携行している。

もしもこの患者さんを受け持ったら…

学びを深めるためのポイント

上記の基本情報を踏まえ、この患者さんを実習で受け持つことになった場合をイメージして、実習での学びを深めるための学習ポイントを確認しましょう。

事前学習のポイント

- 気分障害の症状、経過、治療（薬物療法、修正型電気痙攣療法）を調べておきましょう。
- 既往歴である狭心症や腰椎椎間板ヘルニア、脊柱管狭窄症について、病態や治療などの確認をしておきましょう。

実習中に意識したいこと

- 患者さんの言動、状態、反応を観察します。うつ症状に対しては、受容的態度で接するように心がけましょう。対応が難しいと感じた場面は書きとめておき、プロセスレコードにしてカンファレンスなどで検討できるようにします。

181

> **情報収集、観察のポイント**

- 抑うつ状態になった要因は一つだけでなく、様々なことが関係しています。一場面の患者さんの反応にとらわれることなく、患者さんの病識やおかれていた状態、変化があった出来事などを踏まえ、患者さんを理解するようにしましょう。
- 「自己知覚・自己概念」の枠組みで収集する情報から、患者さんが自分自身をどう認識しているのか、それに影響を及ぼす要因は何か、看護師としてどのような援助ができるかを考えていきましょう。
- 精神症状が日常生活に及ぼす影響を理解し、観察しましょう。

A 看護診断記録

 ゴードンの機能的健康パターンの枠組みのうち、ここではパターン7「自己知覚・自己概念パターン」を取り上げます。

自己知覚−自己概念パターン

	情報（4月13日：入院35日目）
自分についての患者の表現 （病気による感じ方の変化、悩み、不安など）	・人づき合いは好きだった。 ・元来明るいが、うつ状態になり暗くなる。 ・自分は小心者で、うつ病ではなく現実逃避していると思う。 ・仕事に復帰できるか心配。パソコンができないので仕事もできず、人づき合いもできない。 ・全身倦怠感もあり、活力もない。抑うつ、制止、自信喪失、前回入院時希死念慮の訴え。
生理的症状 （呼吸や脈拍、緊張、食欲など）	・食欲あり。 ・排便・睡眠は内服薬を使用し良好である。
生活面での行動 （外見、表情、服装、言動などの特徴）	・入院当初は表情が暗かったが、徐々に表情は和らいでいる。 ・退屈を訴えるが、行動意欲は欠ける。 ・仕事、パソコンができないことを気にしている。
心理・社会的側面 （感情、知覚・認識、注意・判断など）	・外出、新聞、マンガを楽しめない。 ・ささいなことにこだわり、何度も同じことを聞くなど心配性である。

	・約3か月前に職場が変わったが、集中力がなく、会社のシステムについていけない。家族にも会社にも役に立っていないと感じている。
その他の関連情報 （人間関係、精神的疾患、精神安定剤、発達段階など）	・抗うつ薬であるアモキサン®、アナフラニール®、睡眠薬であるサイレース®、抗不安薬であるホリゾン®の内服、アナフラニール®の点滴治療を行うが、効果はみられず。 ・修正型電気痙攣療法が予定されているが、患者は治療効果を期待していない。 ・入院期間の予定は2週間だったが、1か月以上となる。 ・56歳で中年期。 ❶

アセスメント

　意欲が出ない自分を責め、自信喪失し、自らを否定する言動がみられる。これは、1. うつ病による症状、2. 職場が変わったことによる環境の変化、3. 点滴治療に効果がなく修正型電気痙攣療法による治療が開始され、入院期間が延長したこと、4. 身体的な衰えを感じはじめる中年期であること、によるものと考えられ、病識がないことでさらに自己否定感は増強していると思われる。

　表情は入院時より少し和らいでいるが、患者自身が語る「入院前は明るく、人づき合いが好きであった」という状態からはほど遠い。また、前回の入院時には希死念慮の訴えがあったが、今回はみられていない。しかし、❷自分らしさの喪失感はまだまだ大きいと考える。

　❸自己を尊重できないことから、他者も尊重できなくなることが考えられる。それにより、人間関係を良好に保つことが難しくなり、社会生活を送ることができなくなるおそれがある。それは人間として存在できないことにも等しい。

　したがって、❹患者の自己否定的な感情を受容したり、また自己否定的な思いに集中しないように気分を紛らわすことができる方法を教えるなどの援助が必要となる。

看護診断

＃ 職場環境の変化、パソコンができないなどの自己否定的感情、中年期における精神的不安定、うつ症状の回復が遅いことでの病識の否定に関連した自己尊重の慢性的低下

講評〈評価の視点〉

もっとよくするための アドバイス

❶ 身体面の因子はありませんか？

　現病歴に関する情報はよく収集されていますね。この患者は、うつ病の発症と同時に腰椎椎間板ヘルニアで入院し、コルセット装着が必要な生活になっています。その

PART II いろいろなレポート 書き方のポイントと評価の視点

1年後には、狭心症の診断を受けて入院しています。身体的な衰えも、この患者さんにとっては自信喪失の一因となるので情報として着目し整理しましょう。

下線❷ 患者さんがどのような状態になればよいと考えましたか？

記述している時点での精神状態の分析としては間違っていませんが、この時点で、患者さんが自分自身をどのように知覚し、どのような状態になればよいかについて、考えを導き出したほうがよいでしょう。

修正型電気痙攣療法が予定されており、そのことに対して期待はしていないと患者さんは考えているようですが、治療そのものを不安なく受けることができるようになる、という目標を想定し、アセスメントしてはどうでしょうか？

下線❸ 抽象的な記述ですね。この患者さんの今後の予測、成り行きとしてまず注意すべきことについて、得られた情報から考えてみましょう。

前回入院時、希死念慮の訴えがあったという情報があります。治療を開始することを考えるとそのリスクは低いかもしれませんが、抑うつ症状が強くなると、自殺を企図する危険性があります。「社会生活を送ることができなくなるおそれがある」という抽象的な記述ではなく、今後考えられる患者さんの行動を具体的に予測してアセスメントするとよいでしょう。

下線❹ 「自己否定的な感情を受容する」とは？ それは、この患者さんにとっては、自信喪失感を増大することになりませんか？

上記❷❸で説明したように、抽象度の高いアセスメントでは、どのような援助が必要であるのかを導き出せません。患者さんが自己否定的な感情をもっている場合、どのようなことが考えられ、どのようなことに注意しなければならないか、またどのような援助ができるかについて具体的に考えてみましょう。

予測や成り行きを具体的に考えられると、「自殺を予防するために、徴候となる言動を十分に観察する」「否定的な部分に目を向けている患者の思いは受け止め、看護師は患者の健康的な部分に目を向け、肯定的な言動を支持し、強化する」「正しい知識をもち、不安なく治療を受けることができるよう、修正型電気痙攣療法に対する情報を提供する」などと、具体的な援助が導き出せると思います。

3 領域別　臨地実習記録
⑥精神看護学実習

B 看護診断リスト

実例　A「看護診断記録」であがった看護診断を整理します。看護診断された根拠を要約して記載します。複数の看護診断がある場合は優先順位を検討し、根拠に加えます。

#	看護診断 （看護上の問題）	立案・解決日	機能的健康パターン	診断の根拠
#1	❶職場環境の変化、パソコンができないなどの自己否定的感情、中年期における精神的不安定、うつ症状の回復が遅いことでの❷病識の低さに関連した自己尊重の慢性的低下	4/13	7	自己の存在を認められないことは苦痛が大きく、自己の生命を脅かしかねない精神状態である。よって、この精神状態を軽減するための援助が必要となる。

講評〈評価の視点〉

もっとよくするためのアドバイス

下線❶　自己尊重の低下に対する原因や状況を、もう少し整理して簡潔に表現しましょう。

　職場環境の変化、パソコンができないなどの自己否定的感情、中年期における精神的不安定は、確かにこの患者さんの自己尊重低下の誘因や状況です。しかし、看護介入できることとできないことがありますね。たとえば「職場環境の変化」に対しては、看護介入によって状況を直接的に改善させようがありません。診断の原因句にあげる場合、看護介入が可能な原因、状況を表現するとよいでしょう。

下線❷　この患者さんは病識が低いのでしょうか？

　うつ病の診断時に、本人に医師から説明があったはずです。その診断を理解していないということではなく、認めたくない、認められない、という気持ちが患者さんのなかにあるのかもしれません。その一因として、入院が予定より長引き、薬物療法にも効果がみられないこと、予定されている修正型電気痙攣療法にも期待がもてないこ

とにあるのではないでしょうか。

したがって、看護診断を「うつ状態の長期化を容認できないことに伴う、治療への期待がもてないことに関連した自己尊重の慢性的低下」のように表現するとよいでしょう。これによって、看護師として何をすればよいかがイメージしやすくなります。

C 看護計画

 B「看護診断リスト」で#1とした看護診断に対して、看護計画を立案していきます。

看護診断（看護上の問題）#1	目標とする患者の状態（看護目標）
うつ状態の長期化を容認できないことに伴う、治療への期待がもてないことに関連した自己尊重の慢性的低下	1. 肯定的に自己を表現することができる。 2. ❶修正型電気痙攣療法を不安なく行うことができる。

月/日	D Plan	T Plan	E Plan
4/13	1. うつ症状についてアセスメントする。 ❷ 1）気分の変化：抑うつ、倦怠感、自信喪失、無力感、焦燥感、イライラ 2）行動の変化：行動抑制、依存的 3）思考の変化：思考緩慢、思考中断、集中力低下、記銘力低下、悲観的、自責・自罰傾向、パニックをきたしやすい、口数の減少 4）身体面の変化：便秘、睡眠障害 2. 修正型電気痙攣療法の副作用についてアセスメントする。	1. ❸うつ症状軽減のための援助を行う。 1）抑うつ、無力感、焦燥感などの患者の訴えを傾聴する。 2）患者が悲観的、自責的になっている仕事の話題には、看護師は触れない。 3）悲観的、自責的な訴えや話題が患者側から出た場合は、それに対し意見を言わず、つらい気持ちを受け入れる態度で接する。 4）患者のペースに合わせる。 5）口数も少ないので、患者に話をするよう強要しない。短い言葉がけをして、患者を気にかけていることを伝える。	1. 修正型電気痙攣療法について情報提供する。 1）前処置についての説明：注射の種類、必要性、所要時間 2）治療の方法：効果安全面から10回に分けて行われる。 3）治療の効果（うつ状態の改善、表情の変化）、副作用（一過性の健忘） ❹

3 領域別　臨地実習記録
⑥精神看護学実習

1) 健忘（帰室時・昨日・昔のことを覚えているか） 2) 記銘減弱 3) 不快感 4) 頭痛、頭重感 5) 悪心・嘔吐 3. 修正型電気痙攣療法についての患者の認識についてアセスメントする。 1) 前処置について 2) 効果について 3) 目的、方法について	6) 病棟内レクリエーションや体操、散歩などに誘う（無理には誘わない）。 2. 日常生活援助を行う。 1) 身だしなみが整えられていないため、洗髪方法を確認し、身だしなみを整えるよう促す。 3. 環境整備を行う。 1) 自殺予防のために危険なものを周囲に置かない。 2) 落ち着いた環境とするための援助を行う。 4. 薬物療法の管理 1) 指示の抗精神病薬、睡眠薬、緩下薬を確実に服用しているか確認する。 5. 修正型電気痙攣療法に伴う管理を行う。 1) 指示の前処置を施行する。 2) 施行後の変化を報告する。	

講評〈評価の視点〉

もっとよくするためのアドバイス

下線❶ 治療を「不安なく行うことができる」とは？ 主体はだれですか？

　修正型電気痙攣療法を「行う」という表現では、医療者側の治療がスムーズに進むという意味合いになっています。一方、「不安なく」というのは患者さんの心理面を表現しているわけですから、主語は患者となります。文法的に不適切な文章になっていますね。「修正型電気痙攣療法を不安なく受けることができる」とするのが適切でしょう。

PART II いろいろなレポート 書き方のポイントと評価の視点

❷ うつ症状のアセスメントとしては、自殺予防のための観察項目が必要です。

　一般的なうつ症状をみるために観察すべき項目が列挙されていますが、この患者さんの場合、希死念慮の訴えや、いつもと違う言動、変化そのものに着目できるような観察項目もあげておく必要があります。

　また、うつ状態にあるときの身体面の変化として、便秘や睡眠障害をあげていますが、それらの問題が生活に及ぼす影響を明確にアセスメントすることが重要となります。看護としては、症状に直接働きかけるのでなく、入院生活を整え、それをとおして症状の軽減への援助を行います。したがって、清潔、食事、排泄、睡眠といった日常生活状況や対人関係の様子などの変化について観察し、アセスメントしていくことが必要となります。日常生活において、セルフケア能力や対人関係能力が低下しているのならば、その状況に応じた援助が必要となり、Tプランとして立案する必要があるでしょう。

下線❸ ここは、「自己尊重を高めるための援助」という表現が適切です。

　自己尊重の慢性的低下を看護診断しました。この診断におけるTプランは、うつ状態の軽減のための援助ではなく、自己尊重を高めるための援助とし、診断の意味を考えて項目化するほうがよいでしょう。

　そうすると、否定的感情への対応だけではなく、別の観点からの対応も考えられるはずです。たとえば「患者に少しでも自己尊重に関連するような言動がみられた場合は、積極的に支持する」など、"患者の自己尊重を高める"ことを意識した表現ができるでしょう。

❹ Eプランの内容としてはよく書けていますね。

　ここにあげた内容をどのような方法で説明するのか、いつ行うのかについては、患者さんの状態やニーズを踏まえ、指導者や教員から日々の行動計画のなかで助言を受けましょう。そして説明の方法などが決まったら、具体的なプランとしてTプランに追加していくようにしましょう。

下線❺ 「健忘」と「記銘減弱」は違うものですか？

　記銘減弱とは、記憶力が低下した状態です。したがって健忘もその状態に含まれます。専門用語はその意味を十分理解して用いましょう。特に、精神科では患者さんの症状や状態を様々な専門用語で示すことがありますので、自分で整理してまとめておいてもよいでしょう。

　なお、正しい理解に基づき異なる状態を示す語をいくつかあげる場合も、具体的な

観察事項をあげるようにしましょう。

> **下線❻** 具体的に記述しましょう。

　Tプラン3では、環境整備として「落ち着いた環境とするための援助」とあげていますが、実際に何を行うのか、これだけではわかりません。具体的に記述しましょう。
　また、Tプラン4の薬物療法の管理では、医師から指示のあった抗精神病薬、睡眠薬、緩下薬の服薬について、内容・量・服用時間などを具体的に把握し記載する必要があります。薬物は患者さんの状態の変化に直結します。特に精神病治療薬には細心の注意が必要です。服薬量は単位などを明確に把握し記述しましょう。

D 看護経過記録

C「看護計画」で立案した計画について、その日の目標と、それを達成するための計画をあげ、計画に基づいて看護実践し評価した結果を整理していきます。

4月13日（入院35日目）

今日の実習目標（患者の状態、実習項目）
#1 ・修正型電気痙攣療法を安全に受けられるように援助する（D-3、T-5実施）。
　　・指示の前処置の施行、前処置前後の観察、修正型電気痙攣療法施行時の観察、治療後の状態観察を行う。

時間	#	D（観察と診断）(SOA)	T・E（ケアの実施）	評価
13:00	1	〈手術室入室前から帰室後〉 **S**・効き目がないみたいだから、先生と相談しなくては。 ・気分は変わらない。副作用で健忘症になったよ。 **O**・手術台で笑顔がみられる。術後はぼおっとした表情。 ・脈拍・呼吸・血圧：前投薬後　58回/分・16回/分・164/120mmHg　手術室から帰室後　70回/分・14回/分・168/124mmHg	T Plan ・前投薬施行：硫酸アトロピン0.5mgの筋肉注射、修正型電気痙攣療法（120V × 4秒）4回目施行の見学	❶落ち着いて処置に臨むことができた。修正型電気痙攣療法の効果については、本人からはっきりと聞いていないが、その後の変化について引き続き観察していく。

・手術中、痙攣約25秒 ・帰室後、受け答えはしっかりしている。 A ・相変わらず修正型電気痙攣療法の効果に対し疑問があるようだが、拒否はなく、落ち着いて治療に臨むことができた。 ・施行中、前回よりも痙攣が長かったが、麻酔医により筋弛緩薬の量が前回より減らされたことによるものであろう、との説明があった。 ・覚醒時も前回よりぼおっとした表情だったが、痙攣が長かったせいであると思われる。 ・帰室後の受け答えもはっきりしており、覚醒は良好である。 ・健忘の訴えがあったが、一過性のものであれば心配ないと思われる。しかし継続すると脳神経の障害が考えられるため、経過を観察していく必要がある。	・副作用である健忘の訴えがあるため、継続性のものであるかについて引き続き観察するため、具体的な観察プランを追加する。

講評 〈評価の視点〉

もっとよくするための アドバイス

下線❶ 「落ち着いて処置に臨むことができた」のはだれでしょうか？

　修正型電気痙攣療法に対する援助の実際については、適切に記録されています。評価としても健忘に対しての具体的なプランの追加を考慮することができ、次の看護につながる考察がされており、よいでしょう。

　しかし、"落ち着いて処置に臨むことができた"という表現では、主体が患者さんなのか学生なのかが不明確です。もちろん、アセスメントから読み取ると、患者さんであることは理解できますが、主語がありません。もし主語が学生だとすると、落ち

着いて処置ができたことが患者さんの援助にどのような効果があったのか、患者さんが不安なく治療を受けるための援助となったのかの評価までできるとよいと思います。

E 看護要約

　#1とした看護診断に関して、サマリーをまとめます。

受け持ち期間	4月13日～19日（7日間）
受け持ち患者	56歳、男性　　医学的診断　　難治性うつ病
看護診断リスト	#1 うつ状態の長期化を容認できないことに伴う、治療への期待がもてないことに関連した自己尊重の慢性的低下
看護経過	・目標1「肯定的に自己を表現することができる」に対して 　うつ症状軽減のための接し方として、患者の抑うつ、焦燥感、胸内苦悶、自責の症状に対して、つらい気持ちを受け止め、叱咤激励や無理に言動を促すことを避けるようにした。またささいなことにとらわれ、混乱をきたしやすいため、込み入った説明はせず、伝える必要があることのみに留めた。さらに回復の徴候があれば積極的に伝えていった。そして焦らずに療養することを伝えた。 ・目標2「修正型電気痙攣療法を不安なく受けることができる」に対して 　治療の前処置、効果、副作用、方法について情報提供し、不安の表れである言動に対し、不安緩和への言葉がけを行った。その結果、修正型電気痙攣療法の効果もあり、患者の悲観的・自責的言動が消失し、活動性も現れ、目標が達成された。❶
看護の評価・考察 （目標の達成度および残された問題、援助内容）	うつ症状であるときに、特に患者に著明にみられた自信喪失、自責に対しては、受容的態度で接していくことや、症状が改善していることを積極的に伝えることで、日を追うごとに表情が和らぎ、自信喪失、自責の言葉が消失し、活動性が増した。また治療への不安の表出には、不安を軽減する言葉がけを行った結果、落ち着いて修正型電気痙攣療法に臨めるようになった。❷

PART II　いろいろなレポート 書き方のポイントと評価の視点

講 評〈評価の視点〉

もっとよくするための アドバイス

❶　患者目標ごとに分けてわかりやすく記載できています。

　実施したことを経時的に記載すると読み手に伝わりにくくなりがちですが、目標ごとに実施した看護の内容と結果（患者さんの反応など）、評価（目標の達成度）を記載したことでわかりやすくなっていますね。

❷　実現できなかったことについても記述しましょう。

　看護の評価・考察を行うときには、実施したこと、効果があったことだけでなく、"こうすればよかった"と思ったこと（たとえば、不安を軽減する言葉かけだけでなく、修正型電気痙攣療法を受けたことを支持するような言葉がけなど）についても記述すると、学習過程のなかで学生自身としては考えていたけれど実施できなかったことが明確になり、考察が広がると思います。

CHECK!　　　　　　　　精神看護学実習のまとめ

　精神看護学実習では、皆さんの精神障害に対する認識の違いにより、患者さんに接する場面での抵抗感や不安感の程度は様々でしょうが、「自分の接し方しだいで、患者さんの状態を悪化させるのではないか」という思いを抱くことが多いでしょう。

　患者さんの精神症状だけでなく、生活背景や社会背景などの情報を整理し、全体像が捉えられるようになると、接し方も理解できるようになり、患者さんの言動も意味あるものとして心にとまり、記述できるようになっていきます。

　日々のかかわりをとおして患者さんの心と向き合うなかで、患者さんの変化に気づけるようになり、その大切さを実感できることでしょう。

4 統合看護実習記録

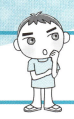

統合看護実習って、どんな実習?

　学生のうちは1人の患者さんを受け持って看護展開を行いますが、臨床に出てからは複数の患者さんを同時に受け持ち、必要なケアを並行して行います。また夜勤など、臨床に出て初めて経験することもあります。新卒看護師がこうしたギャップにとまどうことのないよう、就職前に現実の状況に対応する能力を養うために統合看護実習が導入されました。

　学校により実習展開が少し異なります。通常、最終学年の後期に行い、「看護管理」「多重課題への対応」「チーム医療」「夜間実習」が学べるよう実習スケジュールが組まれています。「医療安全管理実習」「看護技術の習得状況の総合評価」などを実習内容に入れている学校もあるでしょう。具体的な目的、目標、実習スケジュールは以下のとおりです。

統合看護実習の目的

- 病棟における看護師の役割と責務について理解する。
- 複数の対象および夜間の看護実践をとおして、看護における必要な知識と技術を統合し、看護の実践能力を高め、看護専門職としての責任と自己研鑽能力を養う。

統合看護実習の目標

- 病棟における看護管理を理解できる。
- 保健医療福祉チームでの看護師の役割が理解できる。
- チームナーシングにおけるリーダーシップ、メンバーシップからチームの一員としての役割が理解できる。
- 看護の優先度と時間管理を考慮して複数の対象への看護を実践することができる。
- 夜間実習の体験をとおして、看護が24時間継続していることが理解できる。
- 看護専門職者として自己の課題を明確にできる。

統合実習のスケジュール（一例）

チーム	学生	月	火	水	木	金	月	火	水	木	金	月	火	水
				1週目					2週目				3週目	
①	A	管	管	L	M（1）			M（2）	実		実	実	夜	夜
	B	管	L	M（1）		M（2）	実			夜	夜		実	実
②	C	L	管	管	M（1）	M（2）	実	夜	夜		実		実	
	D		管	L		M（1）		M（2）	実	夜	夜	実		実

- 管＝看護管理実習：病棟師長と行動を共にし、業務を見学する。
- L＝リーダー見学：リーダーナースと行動を共にし、リーダー業務を見学する。
- M＝メンバー見学。（ ）内の数字は回数：1回目はメンバーナースと行動を共にし、メンバー業務を見学する。2回目は受け持つ予定の患者さんを担当しているメンバーナースと行動を共にし、ケアに参加しながら情報収集する。
- 実＝メンバー実践：複数患者を受け持ち、主体的に看護を実践する。
- 夜＝夜間実習：15時45分から翌朝9時（夕食時間も含め、休憩3時間）までの実習。
- 空欄＝学内での学習：翌日の行動計画立案のため、必要に応じ病棟へ情報収集に行く。

▶ 看護管理実習で学ぶ内容／学びを深めるポイント

◎ 病棟管理

- **学習内容**：病棟師長と1日行動を共にし、管理業務（病棟管理、看護チームのマネジメント、他部門との連携など）の実践場面を見学します。

  師長業務は幅広く、患者さんの病状や家族背景を把握するだけでなく、病棟の物品管理、スタッフの教育はもちろん、家庭状況や将来の希望の把握、他部門との連絡・調整など多岐にわたります。その具体的な場面を目の前で見て、病棟をマネジメントするとはどういうことかを考えます。

  記録は見学レポートとしてレポート用紙にまとめるのが一般的です。

- **事前学習のポイント**：事前学習課題が提示されることもありますが、看護部の組織、病棟管理、看護ケア提供システムなどについて学習しておきましょう。事前に病棟師長の役割を把握しておくと、見学の視点が定まってレポートをまとめやすくなります。

- **実習中に意識したいこと**：病棟師長の言動を注意深く観察し、どうしてそのように行動したり話しているのか意味を考えます。わからないことがあれば、積極的に質問をします。病棟管理者の役割や業務を知り、病棟全体がどう管理されているのか考え、レポートにまとめましょう。

◎ チームナーシング

- **学習内容**：チームのリーダーナースおよびメンバーナースとそれぞれ1日行動を共にし、実践場面を見学して業務と役割を理解することが目的です。記録は病棟管理と同様、見学レポートとしてまとめます。

- **事前学習のポイント**：チームナーシングとは何か、またリーダーシップとメンバーシップ、チーム内および他職種との連携・協働などについて学習しておきましょう。

- **実習中に意識したいこと**：リーダーナースおよびメンバーナースの言動を注意深く観察し、その意味を考えます。リーダーとメンバー、メンバー同士でどう協力して患者さんの安全・安楽を守りながら、時間どおりに業務を遂行しているのか、それぞれの立場から観察します。チームカンファレンスにも参加し、患者さんの看護計画の検討や評価の様子を見学します。

　特にメンバーナースと行動を共にするときは、その日の援助に必要な受け持ち患者さんの情報をどのように収集するのか、優先順位をどう決定するのか、時間管理をどうしているのかなどの実際を学び、メンバー実践（複数受け持ち）実習に活かしましょう。

▶ メンバー実践（複数受け持ち）実習、夜間実習で学ぶ内容

◎ メンバー実践（複数受け持ち）実習

　メンバー実践実習では、同じチーム内で担当する、病態、ケア度、健康段階などが異なる患者さんを2〜3名受け持ちます。ほかの領域別実習のように、1人の患者さんだけをみるわけではないので、優先順位と時間管理を意識した行動が求められます。今この場で起きていることを判断して行動する、という学習になります。

　また、休憩時間などにはほかのスタッフに業務を依頼しなければない状況も生じてくるため、チームの一員としてのメンバーシップ能力も求められます。

◎ 夜間実習

　担当看護師の指導のもと、受け持ち患者さんの目標に基づき、できる範囲でバイタルサイン測定および日常生活援助を実施します。

　また、受け持ち患者さんだけのケアに終始するのではなく、配膳・下膳、与薬、消灯前の援助、夜間巡視、夜間の安全管理などの夜間業務を、できる範囲で体験します。

　さらに、昼間と夜間とで、患者さんの様子や環境の違いを考慮し、看護師同士、人数が少ないなかでどのように連携して患者さんの安全・安楽を守っているのかを学びます。夜間実習をとおして、看護師が交代しながら24時間切れ目なく患者さんの援助を行っているということを体感し、理解します。

PART II いろいろなレポート 書き方のポイントと評価の視点

▶ 記録を書くために必要なことは？

◎ 受け持ち患者さんの人数が増えても、他領域での実習と同じく基本を大切にする

複数受け持ちであっても、看護問題を把握し、目標を立て、それに向かって看護することには変わりありません。各患者さんについて、以下の項目の情報収集を行いましょう。

- 今回の入院のきっかけとなった疾患や症状の経緯と現在の状態
- 既往歴とその治療経過
- 疾患や治療に関する説明および受け止め方
- 入院前の日常生活状況
- 家族関係、キーパーソン
- 病棟の看護方針、看護診断、目標

▶ 記録物の種類と記録内容（例）

呼び名や細かな記述内容、情報収集の枠組みなどは、学校によって異なる場合があると思いますが、統合看護実習における受け持ち患者さんの実習記録として、主な要素をあげています。次のA～Dについて、p.197からその実例と講評を紹介しています。

A 受け持ち患者記録：ゴードンの11の機能的健康パターンの枠組みを意識しながら、情報収集からアセスメントまで簡潔にまとめます。

B 看護診断リスト：看護診断は、実習中に最も優先して看護介入すべき看護問題を考えて立案します。病棟で立案されているものを参考にしてもかまいませんが、立案した根拠や優先度、看護介入する意義などを診断の根拠に記載します。目標も、可能な限り学生の援助によって達成可能な内容を考えます。

C 行動計画表：自分の行動を明確にするために行動計画を立案します。患者さんに必要なケアが網羅されているか（縦軸）、同じ時間にケアが重なっていないか（横軸）を確認しながら立案します。看護実践の当日は常にこの計画表を携帯し、自分の行動を確認して動きます。受け持ち患者さんの状況により適宜行動計画を修正します。修正や追加の行動は、わかりやすいように色を変えて記入するとよいでしょう。

D 看護経過記録：看護診断ごとに看護実践とその経過、評価を記入します。受け持ち患者さん1人につき、1～2枚以内にまとめます。

4 統合看護実習記録

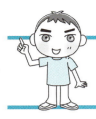

実習記録の実例と講評

受け持ち患者の基本情報
※受け持ち患者さんは3名です。全員、別々の病室（同病棟内の同フロア）に入院しています。

Aさん

年齢、性別	81歳、男性
医学的診断	外傷性クモ膜下出血、急性硬膜下血腫、頭蓋骨骨折
既往歴	5年前に慢性腎不全、高血圧と診断され、通院していた。
現病歴	12日前に自宅で転倒しているところを妻が発見し、救急搬送された。意識レベルはJCS Ⅱ-10であった。入院2日後に誤嚥性肺炎を併発する。抗菌薬の投与により、現在炎症所見は徐々に低下している。
現在の状態 （11月10日）	・意識レベル：JCS Ⅱ-10 ～ 20 ・酸素を経鼻カニューレで1L/分吸入し、SpO_2は95 ～ 98％である。喀痰の貯留がみられ、必要に応じて口腔から吸引を行っている。 ・栄養と水分は、経鼻経管栄養と持続的点滴静脈注射で補給している。 ・膀胱内にバルンカテーテルを留置し、おむつを着用している。 ・転倒した際に打撲したようで、左腰部から大腿部にかけて皮膚が赤紫色に変色して痛みがある様子である。
入院前の生活	・身の回りのことは一人でできていた。ゆっくりであるが歩行も可能で、通院もタクシーを使い、一人でできていた。内服薬の管理も本人が行っていた。 ・妻との2人暮らしで、家事は妻が行っていた。 ・妻によると、左耳が難聴であるが、右側から話せば日常会話に問題はなかった。

PART II　いろいろなレポート 書き方のポイントと評価の視点

Bさん

年齢、性別	74歳、女性
医学的診断	クモ膜下出血
既往歴	高血圧と右膝関節症があり、それぞれ別の病院に通院していた。
現病歴	1か月半前に突然後頭部痛と嘔吐が出現し、CT検査の結果、クモ膜下出血の診断を受ける。クリッピング術を施行したが、正常圧水頭症を併発し、脳室ドレーンを挿入する。意識状態の改善がみられ3日で抜去。発症3週間後に脳血管攣縮が出現する。正常圧水頭症が進行し、3日前にV-Pシャント（脳室 - 腹腔シャント）術を施行した。まだ点滴静脈注射は施行しているが、今後ADLを拡大していく方向である。
現在の状態 （11月10日）	・意識レベルはほぼ覚醒しているが、時々傾眠傾向がみられる。 ・麻痺、関節拘縮はないが、他動運動時右膝関節痛を訴える。 ・1日1回、30分程度車椅子に乗っているが、乗車中にだんだん殿部が前にずれ姿勢が崩れる。 ・食事は五分粥刻み食である。誤嚥はないが、摂取量にむらがある。 ・尿意や便意はあり、ほとんど失禁はない。ただ、腰が十分持ち上がらないため、排尿はおむつにしている。排便は便器を使用している。 ・会話はできるが、自発的な発言は少ない。
入院前の生活	・右膝関節症で杖歩行をしていた以外はADLに問題はなく、家事一切を行っていた。 ・夫と2人暮らし。徒歩約10分の所に結婚した娘が住んでおり、毎日面会に来ている。 ・社交的で友人も多く、旅行や食べ歩きなどを楽しんでいた。

Cさん

年齢、性別	66歳、男性
医学的診断	脳梗塞（左中大脳動脈の閉塞）
既往歴	12〜13年前に高血圧の指摘を受け、内服治療を開始した。しかし症状がないため、すぐに通院をやめてしまった。
現病歴	1か月半前に自宅で倒れているところを近所の人に発見され入院し、保存的治療を行った。右片麻痺、運動性失語症、右半側空間無視がみられ、入院3日目からリハビリテーションが開始。入院当初はせん妄状態もみられたが、抗精神病薬の投与で落ち着いた。
現在の状態 （11月10日）	・右片麻痺があるものの、ADLはほぼ自立。病棟内は一人での歩行許可が出ている。 ・尿意や便意ははっきりしており、一人でトイレへ行っている。 ・歩行時は右側へ寄っていくことがあり、右折時に右上肢を壁でこすることもある。 ・うまく言葉が出ないこともあるが、短文や単語レベルであれば話すことができる。質問に対しても適切な返答ができる。 ・退院に向け、服薬の自己管理を始めている。しかし手指の巧緻性の低下や認知力の低下により、なかなか進まない。 ・今後自宅へ帰る予定で、退院調整を行っている。2週間前に介護保険の申請も行った。
入院前の生活	・一人暮らしで同居する家族はいない。 ・警備員の仕事（アルバイト）をしていた。

学びを深めるためのポイント

　これらの基本情報を踏まえ、Aさん、Bさん、Cさんを実習で同時に受け持つことになった場合をイメージして、実習での学びを深めるための学習ポイントを確認しましょう。

　複数受け持ちの場合は、それぞれの病態、ケア度、健康状態などを見きわめ、看護の優先度を決定します。この3人の状態を考えてみましょう。

　Aさんは誤嚥性肺炎が落ち着き急性期を脱していますが、クモ膜下出血発症後2週間以内であることから、まだ血管攣縮を起こす危険性もあります。硬膜下血腫もあり、高齢で高血圧の既往があることから状態の変化に注意する必要があります。

　Bさんは、V-Pシャントにより正常圧水頭症も落ち着き、回復期にあると考えられます。まだADLに介助は必要ですが、病状は落ち着いています。

Cさんは比較的梗塞範囲が小さく、左中大脳動脈の閉塞の典型的な症状がみられるものの、リハビリテーションの成果もあり、ADLはほぼ自立しています。退院に向けて指導は必要ですが、入院中の生活は一人でできることが多く、看護師の介助はほとんど必要としません。

以上のことから、3人のうち最も重症で看護ケア度が高いのはAさん、次いでBさん、最も自立度が高いのはCさんといえます。これを念頭におき、実習を進めていきましょう。

事前学習のポイント

- 事前学習のポイントは、基本的には成人期や老年期の場合と同様です。受け持ち患者さんの疾患についての病態、治療、看護や、患者さんの年齢を踏まえると高齢者の特性などの学習が必要です。

- 複数の患者さんを受け持ちますから、事前学習の量も1人のときより当然多くなります。しかし患者さんたちの状態をよく確認すると、同じ疾患で病期が違う、同じ疾患で治療内容や経過に相違がある、同じ既往歴があるなど、気づくことがあります。共通点と相違点を整理すれば、学習内容も整理されます。

- Aさん、Bさん、Cさんの場合は、全員脳血管疾患で高血圧の既往がある、という共通点がまず見出されるでしょう。加えて、Aさん、Bさんは同じクモ膜下出血です。発症の原因は違いますが、クモ膜下出血という点では観察点や予測される合併症は同じです。病期は違うということを踏まえ、それぞれの観察点を考えましょう。

実習中に意識したいこと

- メンバー見学2回目では、メンバー実践のときに受け持つ患者さんを中心に見学します。積極的にケアに参加しながら、自分の目で患者さんの状態を把握するよう努めましょう。同時にどのような点に注意しながら援助したらいいのか看護師のケアをよく観察しましょう。

- チームリーダーおよびチームメンバーの見学時に学んだ、チームの協力、情報収集、優先順位の決定、時間管理を思い出し活用しましょう。

情報収集、観察のポイント

- 患者さんの全体像をつかむための基本的な情報収集の内容は、他領域の実習と変わりません。情報は多ければいいわけではありません。限られた時間のなかで複数の患者さんについて、最低限必要な情報を日々どのように収集したらよいのか、次のポイントをおさえましょう。
  ①全身状態の情報：バイタルサイン、意識レベル、検査データ、症状や治療・処置に伴う身体的変化など
  ②治療に関する情報：内服薬をはじめ投与されているすべての薬剤とその変更・追加

の有無、実施済みまたは今後予定されている検査・手術・処置などの内容と結果
③日常生活に関する情報：栄養、排泄、ADL、睡眠などの状況、これに関する指示の変更の有無
④心理・社会面に関する情報：治療・検査の説明に対する本人や家族の反応、退院に向けての準備状態など

- 上記のうち、AさんとBさんは①〜③、Cさんは③と④を中心に情報収集するとよいでしょう。
- どの情報も、前回受け持った後から今回受け持つ前までの間の情報を、カルテと申し送りから収集することが基本です。ただし、申し送りの前にベッドサイドに行き、まず自分の目で患者さんの状態を確認しておきます。それが、カルテや申し送りからの情報をより確かなものとし、患者さんの観察点を明確にすることにもつながります。

A 受け持ち患者記録

実例 3人の受け持ち患者さんのうち、Bさんの記録を取り上げます。

Bさん　基本的情報（11月10日現在）

- **年齢、性別**：74歳、女性
- **医学的診断**：クモ膜下出血
- **治療方針・術式**：クリッピング術、V-Pシャント術

【現在の病状経過（入院時〜受け持ち開始時）】	【治療】
9月25日朝、後頭部痛と嘔吐が出現し、CT検査の結果、クモ膜下出血と診断される。意識はあった。すぐにクリッピング術を受け、ICUに入室した。正常圧水頭症を併発し、脳室ドレーンを挿入する。3日で抜去されD病棟へ転棟する。徐々に意識状態は清明になってきたが、発症3週間後に脳血管攣縮が出現する。正常圧水頭症も進行し、11月7日にV-Pシャント術を施行した。今後ADLを拡大していく方向である。	低分子デキストランL® ヴィーンF® セファゾリン

PART II　いろいろなレポート 書き方のポイントと評価の視点

【現在の症状】
- 意識レベル：JCS Ⅰ-1〜10（傾眠傾向）
- 麻痺：なし　●関節拘縮：なし
- 感染症の有無：MRSA ⓘ無・有、HCV ⓘ無・有、HB ⓘ無・有、ワ氏 ⓘ無・有、その他（　　　　）

【既往歴】　　　　　　　　　　　　　❷
- 1年前より高血圧で内服していた。自己測定はしていなかった。
- 右膝関節症で通院していた。杖歩行だったが、日常生活に支障はなかった。

【身体面】
栄養：入院時はTP 6.5g/dL、Alb 3.2g/dL、Hb11.2g/dL、11月8日現在TP 5.6g/dL、Alb 2.5g/dL、Hb 10.8g/dLで、栄養状態は低下している。皮膚は乾燥傾向である。現在食事は経口摂取だが、摂取量にむらがあり、多いときは8割、少ないと1割、平均すると4割程度で、摂取量として十分とはいえない。意識が清明でないこともあり、自己体動はみられず、このままでは皮膚が圧迫され褥瘡を生じるリスクがある。❸また、膀胱留置カテーテルの挿入により、尿路感染を起こした。現在は抜去されているが、引き続き観察を行う。V-Pシャント留置による頭部と腹部の創部に感染徴候がないか観察する。
排泄：[排尿]6〜7回/日、夜間2回、淡黄色、混濁なし。尿意はありオムツ排泄。失禁はほとんどない。❸尿路感染を起こしたが、膀胱内留置カテーテルを抜去してから失禁もほぼみられず、性状、回数ともに正常であり、問題ないと考える。
　[排便]❶緩下薬の服用で1回/2日、普通便、黄褐色。食事摂取料が不十分で運動量も乏しいため便秘に傾きやすい。排便時の努責により血圧が上昇し、再出血を起こさないために、このまま薬の内服を継続する。
ADL：麻痺、関節拘縮はないが、長期臥床により、筋力低下があり、現在すべてのADLに介助が必要な状態である。そろそろ脳血管攣縮期を脱する時期であり、V-Pシャントにより水頭症も落ち着いたことから、❹ADLを拡大し、できるだけ以前の生活に近づけていく。その際、右膝の痛みに注意する。
呼吸：呼吸数20回前後/分、SpO$_2$ 96〜98%、肺雑音なし。呼吸器疾患の既往はなく、呼吸機能に問題はないと考える。
循環：入院前から高血圧があるが、❶現在は降圧薬の内服で120〜130/70〜80mmHgとコントロールができている。正常圧水頭症を起こしV-Pシャントを留置したため、頭蓋内圧軽減による意識レベルの変化や低髄液圧症状の有無を観察する。
睡眠：夜間は眠れており、日中もリハビリ後は休息をとれていて、問題はない。

【健康習慣・安全管理】
　意識レベルが低下しており、自身の安全を守ることが難しい。現在末梢からの点滴をはじめ、胃管など複数のチューブが挿入されている。触わる様子はないが、以前自己抜去をしたこともあるので、気をつける必要がある。

【心理面】
認知力：意識レベルは徐々に改善しているが、時々病院にいることがわからなくなる。援助時は不安がないよう、そのつどわかりやすく説明し、同意を得たうえで実施する。
自己概念・価値観：もともと自立した生活を送っていたが、今回の発症により、日常生活すべてに介助が必要な状態になってしまった。自尊心を低下させず、リハビリに前向きに取り組めるようなかかわりが必要である。

【社会面】
コミュニケーション：自発的な発言が少ないが話はできるので、覚醒を促すためにも言葉のキャッチボールができるよう積極的に話しかける。
家族・支援者：家族は自宅へ退院させたいと思っている。食事介助など、娘の協力は得られている。
役割関係：入院前の生活の状態までの回復は難しいが、麻痺はないので、リハビリしだいで身の回りのことは一人でできるようになると考える。

講 評〈評価の視点〉

もっとよくするための アドバイス

❶ 治療薬について、もう少し具体的な指示内容を把握しておきましょう。

　治療として薬剤を記載したのはよいのですが、名称しか書かれていません。静脈内点滴注射は投与量や投与開始時間が不明です。また、どのくらい時間をかけて注入したらよいのかわかりません。これではメンバー実践のときに点滴管理ができません。もちろん薬剤の指示は、毎日変更がないか確認する必要はありますが、確認内容を明確にするためにも、この時点での指示を把握しておきましょう。

　また、緩下薬や降圧薬に関する記述から、Bさんは内服薬も服用しているようです。これらも具体的な薬剤をいつどのくらい内服しているのか記載しておきましょう。

下線❷ GOOD！ 現在の状態に関連する情報をうまくとれています。

　健康管理能力をアセスメントするには、疾患の発症・診断を受けた時期が大事ですが、Bさんの場合は発症時期よりも、どんな既往があり何が問題なのか、のほうが大切です。要点をよくとらえられています。

下線❸ アセスメントの枠組みを意識する必要はありますが、とらわれすぎず焦点を絞って記述しましょう。

　ゴードンの11の機能的健康パターンでは、感染の情報は栄養・代謝パターンでアセスメントします。この場合も、「栄養」のなかで膀胱留置カテーテルによって尿路感染を起こしたという情報が記載されています。しかし、現在尿路感染は落ち着き、問題はみられませんから、「栄養」のなかで尿路感染の情報をあげる必要性はあまり高くありません。「排尿」でも同じ内容があって重複しています。この場合は、「排尿」でアセスメントしたほうが、Bさんの状態をとらえやすいと思います。

下線❹ ADLの拡大にあたって、どの部分へ重点的にかかわるのかを明確にしておくと援助につながります。

　統合看護実習では具体的な看護計画を立案しませんから、ADL拡大のために当面何を目標としてかかわっていったらいいのか、ここで記載しておくと、メンバー実践のときの行動が考えやすくなります。たとえば、「1日2回車椅子乗車ができ、そのうち1回はトイレへ行き排泄ができるようにしていきたい」などとするのはどうでしょうか。

B 看護診断リスト

 Aさん、Bさん、Cさん、それぞれの看護診断について整理します。看護診断された根拠を要約して記載します。複数の看護診断がある場合は優先順位を検討し、根拠に加えます。

立案日：11月10日				
患者情報	#	看護診断	診断の根拠	目標
Aさん 81歳、男性 医学的診断： 外傷性クモ膜下出血、急性硬膜下血腫、頭蓋骨骨折、誤嚥性肺炎	1	意識レベル低下に伴う自力での痰の喀出困難に関連した非効果的気道浄化	❶自分で排痰ができないので、常に呼吸音や痰の分泌状態を観察し、適宜痰の吸引や口腔ケアを行う必要がある。痰が排出できないと窒息やガス交換障害につながり、生命を脅かすことから#1とする。	吸引、口腔ケアの実施により、SpO_2を96～98％に維持できる。
	2	意識レベル低下に伴うドレーン類の自己抜去の危険に関連した身体損傷リスク状態	現在、治療のためO_2カニューレ、胃管、末梢点滴、膀胱内留置カテーテルと複数のチューブ類が挿入されている。意識ベルが低く、先日も自己抜去した。気をつけて対応する必要があるので#2としてかかわっていく。	チューブ類を自己抜去しない。
	3	栄養状態の低下、意識レベルの低下による自力での体位変換困難に関連した皮膚統合性リスク状態	入院時と比べ栄養状態が低下しているうえ、自分で体位変換もできない。さらに高齢で皮膚が脆弱化していて、同一部位に圧迫が加わると循環不全を起こして褥瘡を発生するおそれがある。そのため、#3として介入する。	仰臥位、側臥位での褥瘡好発部位に発赤が生じない。
Bさん 74歳、女性 医学的診断： クモ膜下出血 ❷	❸ 1	栄養状態の低下、筋力低下による自力での体位変換困難に関連した皮膚統合性リスク状態	❹入院時と比べ栄養状態が低下しているうえ、自分で体位変換もできない。さらに、高齢で皮膚が脆弱化していて、同一部位に圧迫が加わると循環不全を起こして褥瘡を発生するおそれがある。そのため#1として介入する。	仰臥位、側臥位、座位での褥瘡好発部位に発赤が生じない。

4 統合看護実習記録

	2 ❸	長期臥床による筋力低下に関連した身体可動性障害	現在患者はすべてのADLに介助が必要である。状態も落ち着いたので、まずトイレで排泄ができるように基本的動作の獲得を目標にかかわっていく。	車椅子に午前と午後に30分ずつ乗車できる。
Cさん 66歳、男性 医学的診断：脳梗塞 ❷	1	服薬管理についての知識不足、手指の巧緻性の低下に関連した非効果的自己健康管理	再梗塞予防のためにも服薬管理は重要となる。ところが患者は一人暮らしであり、自己管理ができないと自宅に戻ってから困ることになる。入院中に内服管理が一人でできるようかかわっていく必要がある。退院も近いので、#1とする。	1. 食後自分で薬袋から必要な薬を取り出すことができる。 2. ワンドーズの袋を自分で開封することができる。
	2	❺ 右半側空間無視による危険回避行動への注意不足に関連した身体損傷リスク状態	脳梗塞により右半側空間無視があり、体を壁でこすってしまう様子が見受けられる。そのため、身体損傷を予防する必要がある。	右側の身体損傷が見られない。

講評〈評価の視点〉

もっとよくするためのアドバイス

下線❶ GOOD！ 診断の根拠がよく書けています。

　診断の根拠となった情報や看護問題としての優先度、看護介入する意義が述べられています。

❷ 疾患名だけでなく、治療や症状も書いておくとわかりやすくなります。

　Bさんは発症直後にクリッピング術を受けています。最近は正常圧水頭症を起こし、V-Pシャントを留置しています。Cさんは、軽度ですが右片麻痺と運動性失語症があります。これらも記載しておきましょう。

PART II いろいろなレポート 書き方のポイントと評価の視点

❸ Bさんに対する看護の方針を考えると、優先順位を変更してもよいかもしれません。

Bさんは ADL の拡大を目指す時期です。臥床時間もまだ長いので、この優先順位でも間違いとは言い切れません。しかし、身体可動性が上がれば褥瘡のリスクも下がります。身体可動性を上げて褥瘡を予防するという積極的な捉え方をして、あえて身体可動性障害の優先度を1にしてもよいと考えます。あるいは、最初はこの優先順位であっても、患者さんの離床状況をみて、受け持ち期間の途中で優先順位を変更してもいいでしょう。

下線❹ 個別性について考えましたか？ 診断の根拠が、Aさんとまったく同じ内容になっています。

AさんとBさんは同じ病気で状態が似ていますが、異なる患者さんです。もう少し個別性を考えましょう。実際の患者さんの訴えや状態など、情報をていねいに分析します。たとえば、次のようにすると個別性を考えたうえでの診断と読み取れるようになります。

「入院時と比べ栄養状態が低下している。自力での体位変換も難しい。皮膚は乾燥し時々痒みを訴えていて、傷つきやすい状態である。少しずつ離床を進めているが、臥床時間が長く、同一部位が圧迫されやすい。そのため、♯1として診断をあげ、褥瘡予防に努める。」

下線❺ 診断は、退院を控えたCさんの現状と合致しているでしょうか？

身体損傷リスクは、どちらかというと看護師が主体になって事故予防をするための診断ラベルです。Cさんは現在退院調整中であり、これからの生活を考えると、Cさん自身が右半側空間無視があることを自覚し、どのようにしたら事故が防げるのか自分で考えられるようにしていくべきです。非効果的治療計画管理の診断としてかかわるとよいでしょう。

C 行動計画表

 Aさん、Bさん、Cさんに対し、並行して援助を行う際の行動の目安となる「時間別行動計画表」について、〈修正前（立案時）〉〈修正後〉〈実習後〉の3パターンを取り上げます。

〈修正前（立案時）〉

※まずは学生が1人で立案した（教員からの指摘が入る前の状態）時間別行動計画表をみていきます。

時間	Aさん		Bさん		Cさん	
9	8:50 9:10 9:30	環境整備 バイタルサイン測定 蒸しタオル清拭、寝衣交換、陰部洗浄	9:00〜9:40	環境整備 リハビリ（PT）		環境整備、浴室の確認、シャワー浴の声かけ
10	10:45	口腔ケア	10:00	バイタルサイン測定、蒸しタオル清拭、寝衣交換、陰部洗浄	10:30	バイタルサイン測定
11	11:35 11:45	経管栄養開始 状態の観察	11:00	車椅子への乗車、手浴		
12	12:30	経管栄養終了	12:05 12:30	ギャッヂアップして食事介助 食事終了後口腔ケア、体位変換	12:00	配膳、食後の薬の確認
13	13:00	ギャッヂアップを戻す、体位変換				

14	14:00 〜 14:20	リハビリ（PT）	14:00	車椅子への乗車、デイルームで話をする		
	14:30	バイタルサイン測定				

講評〈評価の視点〉

もっとよくするための アドバイス

ポイント 時間別行動計画表立案のポイントを確認し、行動計画の修正に向けて考えてみましょう。

　複数受け持ちでも、必要な援助は受け持ち患者さん全員に対してすべて行わなければなりません。しかし時間は限られています。慣れないうちは、時間内に必要な援助が行えるよう、時間別行動計画表を立案します。立案するときに以下に示す点が考慮されているか確認してみましょう。

- ケアの優先順位を考えます。最も優先されるものは「生命に直結する」もの、次に優先されるものは「安全」にかかわることです。
- 時間指示も重要です。決められた時刻どおりにしなければいけないもの、午前中に実施すべきもの、多少時間の融通が利くもの、その日のうちに行えばいつでもいいものなどの観点から考えて計画します。特に時間が遅れると他部門に影響が及ぶ検査や手術、リハビリテーションなどは時間どおり行えるよう準備する必要があります。
- 同じ時間に援助が重ならないようにします。
- 援助の前後には、必ず準備・後片づけの時間も含めておきます。
- 自分が一つの援助を行うのに、どれくらいの時間がかかるのか予測しておきます。
- ゆとりをもった計画を立案します。
- 予測できることはできる限り計画に入れておくと予定外の行動にならず、自分自身があわてず行動できます。
- すべて自分で行おうとせず、他のチームメンバーに依頼することも考えます。

ステップ1 まず、すべての患者さんに必要な援助が計画されているか確認します。

4 統合看護実習記録

[Aさん]
- Aさんは呼吸状態や意識状態などに留意する必要があることから、朝にバイタルサイン測定をして状態を確認してから清潔の援助を計画しているのはいいですね。測定時に、T、P、R、BP以外にどのような項目を観察したらいいのか別紙に書き出しておくと観察のし忘れがなくなります。
- 午後にもバイタルサイン測定を計画しているのもいいと思います。
- 吸引はいつするのでしょうか。点滴はいつ開始され、点滴管理はどうするのでしょうか。看護計画を立案していないので、行動内容はできるだけ細かく書いたほうが動きやすくなります。

[Bさん]
- Aさんと同様、朝にバイタルサイン測定をして状態を確認してから清潔の援助を計画しているのはいいですね。
- 点滴の開始や管理はどうするつもりでしょうか？ 計画表に具体的にあげておいたほうがよいでしょう。

[Cさん]
- シャワー浴前に、安全確認もかねて浴室が使用可能かどうかの確認を計画しているのはいいですね。
- Cさんは日常生活は自立していますが、援助はまったく行わず放っておいていいのでしょうか？ 計画に付け足すべきことがありそうですね。

ステップ2 次に、複数の患者さんへの援助時刻が重なっていないか確認します。

- 環境整備はいっせいに8時50分から行うのでしょうか？ どんな順番で行う予定ですか？ それぞれの予定を考えると、Bさん、Cさん、Aさんの順でしょうか。時刻をきちんと記入したほうがいいですね。
- 8時50分から9時10分の20分間に、一人で動けないAさん、Bさんを含む3人の環境整備と、Cさんのシャワー浴準備を行う予定になっています。すべて時間内にできるでしょうか？
- 援助について、開始時刻しか記入されていません。できるだけ終了予定時間も書いておき、本当に次に計画している援助がその時刻でできるのか確認しておく必要があります。特に、AさんとBさんは一人で動くことが難しい患者さんです。場合によっては点滴が挿入された状態での清潔ケアになります。30分で、清拭と陰部洗浄、寝衣交換の準備から後片づけまでできるでしょうか。Bさんはさらにバイタルサインの測定まで計画しています。時間内に終了するのは難しいでしょう。
- 12時30分には、AさんとBさんの援助が重なっています。時間を少しずらすか、どちらかの援助を他のチームメンバーに依頼してもいいと思います。

209

PART II いろいろなレポート 書き方のポイントと評価の視点

> **ステップ3** 最後に、全体のバランスを確認しましょう。

- 学生自身の休憩時間がありません。休憩をとれるよう、調整が必要ですね。
- 現状では、次々と予定が入っていて、時間的に余裕がないような計画になっています。便失禁など予定外のことが起きたら対応ができるでしょうか。このままの計画では、すべての援助がおざなりになってしまいそうです。

〈修正後〉

※次に、アドバイスを踏まえて修正した時間別行動計画表をみていきます。追加した計画には下線を付しています。

時間	Aさん		Bさん		Cさん	
9	9:15	バイタルサイン測定、吸引	9:00 〜 9:40 9:45	リハビリ (PT) バイタルサイン測定	8:50 9:00 9:30	浴室の確認、シャワー浴の声かけ シャワー浴の間に環境整備 シャワー浴後の状態確認
10	10:00 10:30 〜 11:00	（点滴開始） 陰部洗浄、皮膚の観察、保湿クリーム塗擦、体位変換、環境整備、点滴確認	〜 10:20 10:30	尿意の確認後、背部のみ蒸しタオル清拭、陰部洗浄、皮膚の観察、保湿クリーム塗擦、体位変換（点滴開始）		
11	11:15 11:40 11:50	ギャッチアップして口腔ケア、吸引 経管栄養準備と開始 状態の観察、点滴確認	11:05 〜 11:30	車椅子への乗車、その間に環境整備、点滴確認	11:00	所在確認の訪室

210

4 統合看護実習記録

12	12:40	経管栄養終了、温湯注入	12:05 12:30 〜 12:40	ギャッヂアップして食事介助、義歯装着、点滴確認後開始する 食事終了後口腔ケア、義歯をはずす、体位変換	12:00	配膳、食後の薬の確認
13	13:00	（ギャッヂアップを戻す、体位変換➡看護師Dさんへ依頼）休憩		休憩		休憩
14	14:00 〜 14:20 14:40	リハビリ（PT） バイタルサイン測定、オムツ確認、点滴確認、吸引	14:00 〜 14:30	車椅子への乗車、点滴確認	14:10	バイタルサイン測定、退院後の生活で心配なことについて話を聴く（デイルーム）

講 評〈評価の視点〉

もっとよくするための アドバイス

GOOD! 患者さん一人ひとりに必要な援助を計画することができましたね。

- それぞれの患者さんの援助内容が詳細に記載されました。Cさんに対しても、よいタイミングで援助が追加され、放っておかれてしまうようなことがなくなりました。

GOOD! 援助の時間帯の重複が避けられ、援助の効率性も検討されています。

- 時間配分が細かくなり、行動が把握しやすくなりました。また、同じ時間に援助が重ならないよう、時間設定が変更されました。
- 援助にかかる時間を考え、援助内容を見直しています。
  Aさん：清潔ケアは陰部洗浄のみとし、同時に環境整備を行うように変更されました。

PART II いろいろなレポート 書き方のポイントと評価の視点

Bさん：清拭が背部清拭に変更されました。また、車椅子乗車はするものの、手浴はやめ、乗車中に環境整備とAさんの口腔ケアを行うように計画を変更しました。

GOOD！ 患者さんの看護の必要度合いに合ったバランスのとれた計画になりました。

- 学生自身の休憩時間を確保し、その間のケアはチームメンバーに依頼するように変更されました。
- これで、メンバー実践前の行動計画は立案終了です。ただし、実際には前日あるいは実習日程によって数日前に行動計画を立案することになります。メンバー実践当日の患者さんの状態が、計画立案時とは変わっていることもあり得ます。当日の朝、まずベッドサイドへ行く、カルテを見る、申し送りを聞く、この3点を実行して情報収集をしたうえで、必要に応じて行動計画を修正するようにしましょう。

〈実習後〉

※最後に、修正した時間別行動計画表に基づき実習を行い、実習後に追加記入した状態をみていきます。元の計画は黒文字、予定変更したことや予定外に実施したことは**太字**で示しています。

時間	Aさん		Bさん		Cさん	
9〜10	〈省略〉					
11	~~11:15~~ **11:30**	ギャッヂアップして口腔ケア、吸引	~~11:05~~ ≈ ~~11:30~~ **11:10〜11:45**	車椅子への乗車、その間に環境整備、点滴確認 **車椅子乗車前に尿意あり、排尿介助実施**	11:00	所在確認の訪室
	11:40	経管栄養準備と開始➡**看護師Dさんに依頼**				
	~~11:50~~ **12:00**	状態の観察、点滴確認				

④ 統合看護実習記録

12	12:40	経管栄養終了、温湯注入➡看護師Dさんに依頼	12:05 ~~12:30~~ ~~≈~~ ~~12:40~~ 12:40 ~ 12:50	ギャッヂアップして食事介助、義歯装着、点滴確認後開始する 食事終了後口腔ケア、義歯をはずす、体位変換	12:00 12:30	配膳、~~食後の薬の確認~~➡配膳は看護師Eさんに依頼 食事摂取量の確認、食後薬の取り出し、開封確認
13	13:00	（ギャッヂアップを戻す、体位変換➡看護師Dさんへ依頼）休憩		休憩		休憩
14	〈省略〉					

本日の学び、気づき、所感

①Bさんは思ったより反応があり、うれしかった。3人受け持っていると一人にかけられる時間に限りがあるが、できるだけBさんの覚醒を促せるような援助を実施してきたいと思った

講 評〈評価の視点〉

もっとよくするための アドバイス

GOOD! 計画の変更はやむを得ない場合ももちろんあります。適宜修正し、チームメンバーの助けを借りることもできましたね。

- 計画を綿密に立てたつもりでも、予定どおりに進まないことはあります。その理由として、自分の予測が甘く無理な計画であったということや、患者さんの状態の変化や希望により計画変更をせざるを得ない状況であった、などがあります。修正・追加した行動は、赤文字で記載するなど区別するとわかりやすくなります。

下線① 統合看護実習ならではの学びや気づきを書きましょう。

　これは、初めての病棟実習で受け持ち患者さんと接したときのような感想文になっています。最終学年の統合看護実習の所感としては物足りません。
　ここには、行動計画の優先度はどうだったか、複数受け持ちの実習を実施して何を

PART II　いろいろなレポート 書き方のポイントと評価の視点

学んだか、指導者からのどんなアドバイスが印象に残ったかとその理由、自己課題や反省点として気づいたことは何か、などを記しましょう。たとえば、次のようなことが書けるとよいでしょう。

「同じ時間にケアが重なってしまうこともある。特に昼食時は重なりやすい。そのため、受け持ちだからと全部自分でしようとせず、ほかのメンバーの力を借りることも必要であることがわかった。しかし、受け持ち看護師の責任として、一人の患者の食事介助をしながらも、ほかの受け持ち患者も気にかけ、きちんと食事がとれているか確認する必要がある。食事に限らず、チームで協力しながら、受け持ち患者全員に必要なケアが行われるようにすることが大切だと感じた。」

D　看護経過記録

 3人の受け持ち患者さんのうち、Bさんの記録を取り上げます。

Bさん（11月11日）				
実習目標（目標とする患者の状態） ＃1・仰臥位、側臥位、座位での褥瘡好発部位に発赤が生じない。 ＃2・車椅子に午前と午後に30分ずつ乗車できる					
時間	＃	D（観察と診断）(SOA)	T・E（ケアの実施）	評価
9:45	1	S・おしっこしたい。 ・（リハビリはどうでしたかの質問に対して）疲れた。 O・ケアの間は開眼している。疲れたと言うものの表情は穏やか。 ・❶T36.8℃、P 70回/分、BP 118/70mmHg、R 20回/分、頭痛なし、悪心なし、痙攣なし、呼吸音良好、腸蠕動良好、尿意はしっかりしており排尿あり、淡黄色で混濁なし。	T Plan ・排尿介助：おむつ上排泄後陰部洗浄実施 ・背部のみ蒸しタオル清拭、皮膚の観察、腰部・殿部に保湿クリーム塗擦 ・バイタルサインの測定	

214

❹ 統合看護実習記録

| 12:05 | ・仙骨部、腸骨部、大転子部に発赤なし、皮膚乾燥気味。
S ・（おいしいですかの質問に対して）無言。
O ・むせこみなし。
・❶食事中、人が通ると気が散り、咀嚼が止まる。
・主食4割、副食7割摂取。
・食事時間約30分。
A ・この患者にとって、現在の食事摂取量はまあまあとれていると考えられ、褥瘡好発部位にも発赤はみられず、今のところ褥瘡の心配はないと考える。

〈#2省略〉 | T Plan ❸
・食事介助
・ベッド60°挙上、頸部前屈位に整える。
・少量ずつ、嚥下を確認してから次の食べ物を口に運ぶ。
・❷食事に集中するよう声をかける。 | ・現在、褥瘡好発部に発赤はみられず、目標は達成できている。
・血液検査は行っておらず、栄養状態の変化は不明であるが、食事摂取量は少しずつ増えているので、このまま摂取量が落ちないように介助を継続する。 |

講評〈評価の視点〉

もっとよくするための アドバイス

下線❶ バイタルサインや観察内容についてアセスメントした内容も書いておくといいですね。

　このように、看護診断ごとに記載するとわかりやすいですね。しかし、看護診断はあげていなくても、観察結果に加えてその結果に問題がないことをアセスメントし記述しておくとさらによくなります。
　ここでも、数日前にV-Pシャント術を施行し正常圧水頭症の状態が改善しているかどうかを意識した観察がせっかくできているのですから、その観察結果もアセスメントし、記述しておくとさらによいですね。

❷ 看護診断にあげていなくても、気になる情報はアセスメント・評価しておく必要があります。

　O情報として食事に集中できていない様子がよく観察されていて、それに対して援助もできています。褥瘡発生リスクに関して情報収集するなかで、栄養状態を把握す

215

PART II いろいろなレポート 書き方のポイントと評価の視点

るための情報のほかに気になった点であったからO情報として記録したのでしょう。
このような事柄は、今後のためにもアセスメント・評価をして記録しておきましょう。
この場合は、次のように追加できるとよいでしょう。

　アセスメント：「食事に集中しておらず、誤嚥の危険性がある。」

　評価：「食事に集中できないと誤嚥の危険性が生じる。今後は声かけだけでなく、
食事に集中できる環境を整えていく必要がある。次の実践時には、カーテンを閉めて
視界に他者が入らないよう工夫する。」

❸　GOOD！援助内容が具体的でよいですね。

　Tプランとして「食事介助」とだけ記載するのではなく、実際にはどのような援助を
したのかがわかるよう具体的に記述できています。

CHECK!

統合看護実習のまとめ

　統合看護実習は、数か月先に控えた就職に向けての実地を知る実習です。病棟師長
をとおして、病棟を管理するとはどういうことか学びます。また、チームのリーダー
ナースをとおして、リーダーシップやメンバーシップのあり方を学びます。複数受け
持ち実習や夜間実習を経験し、優先順位の判断、計画的な行動、患者さんとの人間関
係のあり方や平等性について考えます。

　学生にとっては初めて経験することばかりです。記録する内容もそれまでのほかの
実習とは異なります。ですから、失敗することがあってもいいのです。臨床に出たと
きに備えて、自分自身の力を把握し、看護観を見つめ直し、自己課題を明確にできれ
ば、この実習の目的は達成できたといえます。

参考文献

1) 三省堂編修所編：何でもわかる ことばの知識百科，三省堂，2010.

2) 戸田山和久：〈NHKブックス〉新版 論文の教室；レポートから卒論まで，NHK出版，2012.

3) 石黒圭：文章は接続詞で決まる，光文社新書，2008.

4) 山口裕之：コピペと言われないレポートの書き方教室；3つのステップ，新曜社，2013.

5) 水戸美津子：ナースのためのレポートの書き方；看護のプロが教える「伝わる文章」の作法，中央法規，2014.

6) 福田美和子：看護学生のための実習記録の書き方，サイオ出版，2015.

7) 江原勝幸：〈プチナースBOOKs〉看護学生のためのレポート書き方教室，照林社，2015.

看護学生のためのレポート＆実習記録の書き方

2001年 5 月23日　　第 1 版第 1 刷発行	定価（本体2,000円＋税）
2016年 1 月15日　　第 2 版第 1 刷発行	
2021年 3 月 5 日　　第 2 版第 7 刷発行	

編　著　　百瀬千尋ⓒ　　　　　　　　　　　　　　　　　　　　　　　＜検印省略＞

発行者　　小倉啓史

発行所　　◈ 株式会社
　　　　　メヂカルフレンド社

〒102-0073　東京都千代田区九段北 3 丁目 2 番 4 号
麹町郵便局私書箱48号　電話 (03) 3264-6611　振替00100-0-114708
http://www.medical-friend.co.jp

Printed in Japan　落丁・乱丁本はお取り替えいたします
　　　　　　　　　　　DTP／（有）マーリンクレイン　印刷／大盛印刷（株）　製本／（有）井上製本所
ISBN978-4-8392-1567-5　C3047　　　　　　　　　　　　　　　　　　　　　　　　　107066-148

本書の無断複写は、著作権法上の例外を除き、禁じられています。
本書の複写に関する許諾権は、㈱メヂカルフレンド社が保有していますので、複写される場合はそのつど
事前に小社（編集部直通 TEL03-3264-6615）の許諾を得てください。